異邦のかかりつけ医

中国人医師が40年掛けて実現した
地域医療のカタチ

飛飛 Fi-Fi-

幻冬舎 MC

異邦のかかりつけ医

中国人医師が40年掛けて
実現した地域医療のカタチ

はじめに

1984年、私が生まれ故郷の中国・上海から九州にある大学の医学部へ留学生としてやって来たとき、この日本の地でおよそ40年もの間、地域を支えるかかりつけ医を続けることになるとは思ってもいませんでした。

1992年、医療を夢中で学ぶ日々はあっという間に過ぎ去り、研修を終えようとしていた私には2つの選択肢がありました。一つは帰国して祖国の医療に貢献するという選択です。中国では国営の病院が主要な医療提供者であり、中国に戻って医師になればエリート公務員としての未来が約束されていました。そしてもう一つはこの国で日本人のために医師として働いていくという選択です。

実際のところ私の心は、日本にとどまるほうに傾いていました。日本で身につけた医療をこの国の人たちのために活かしていきたいという気持ちは強く、また大学院生時代に出会った日本人女性との結婚を考えていたことも理由の一つでした。結局、彼女と将来を誓い合った私は、この異国の地である日本で、医師として活動していくことを決意したのです。

研修を終えてしばらくは大学病院で働いていましたが、そこでは高齢患者の多くが遠方から通院しており、患者本人はもちろん、付き添いの家族も大きな負担を強いられていました。加えて、病院で手術をしたものの日常的に諸問題を抱えて暮らすことになった高齢者を診察したこともあり、これからの高齢社会では患者を常に身近で支え、適切な治療やアドバイスをする「かかりつけ医」の存在が非常に重要になると考えるようになりました。

私が研修を終えて医師となった１９９４年は、日本の高齢化率が14%を超えて高齢社会に突入した年です。遠からず超高齢社会が訪れることは当時すでに懸念されており、この先高齢者を取り巻く医療の問題はさらに深刻になっていくことが容易に想像できました。増え続けるこの国の高齢者たちの助けになりたい、医師としてやれる限りのことをしたいという気持ちで自分の進むべき道を考え抜いた末、２００１年に日本の地域医療を充実させるという思いで在宅診療も行うクリニックを開業し、自ら地域に身をおくことにしたのです。

もちろん、病院内にいるときと地域で働きだしてからとでは、いろいろと異なる面も出てきます。地域包括ケアシステムなどまだなく在宅医療という概念もまだ知られていない時代です。しかし、私には目の前の患者の助けにならなければならないという使命感、そしてこれからの人生ここに懸けるのだという強い思いがありました。だからこそ24時間３６５日、患者に頼られるかかりつけ医として、ひたすら地域医療に身を尽くしてきました。

この本では、中国にルーツを持つ医師である私が日本で地域医療に取り組むことを決意した経緯や、日本に必要不可欠なかかりつけ医の重要性について詳しく書きました。

私が異邦のかかりつけ医として在宅医療の黎明期から患者本位の医療を実践してきた経験は、超高齢社会にある日本の地域医療にとってヒントになるのではないかと思います。本書が多くの人に読まれ、地域医療への理解が広まり、日本でさらなる医療の進化が促されることを願っています。また、これから地域医療を担っていく医師たちの参考になれば幸いです。

目次

第3章 異邦の医師が地域の患者と日本の医療制度の懸け橋に

24時間365日、患者に頼られるかかりつけ医になる——

第4章 患者を救うカギは多職種連携にアリ
誰一人取り残さない地域医療を確立させる――

第5章 地域に優秀なかかりつけ医が増えれば多くの患者が救われる

異邦人だった私が日本の地域医療に果たすべき使命

序章

中国とは医療制度がまったく違う……

1984年、医大の留学生として訪れた日本

中国から私が日本に来た理由

１９８４年、私は20歳で中国を離れて日本の地に降り立ちました。当時の私は留学生として日本の高度な医療を身につけ、祖国の医療に役立ちたいという志をもつ学生の一人でした。

私が医師になって少しでも祖国に貢献したいと考えた理由は、当時の中国の医療に対して先行きの見えない不安を感じていたからでした。中国では「無料医療」と呼ばれる「公費医療制度」「労働保険医療制度」「農村合作医療制度」によって、国民は無料で医療を受けることができました。

一見するとこれは素晴らしい体制にも見えます。しかし、農村部と都市部で大きな医療の質の格差があったのです。都市部の大病院には優秀な人材と高度な医療設備が集中する一方で、農村部では医師や病院が少なく、設備や機器も不足しており、十分な医療体制が取られていませんでした。そのため農村部では感染症が流行し、都市部では治療できるような病で命を落とす人も少なくありませんでした。実際に、その後も都市部と農村部の医師数の不均衡は広がっていき、1980年に150万人いた農村部の医師は、2007年には100万人まで減少しています（山本恒人「中国の医療制度と看護師問題について」2013年）。

さらに医師数に加えて医療における質の差も明白で、中国の都市部の医師の学歴は学士以上が約半数を占めるのに対し、農村部の医院（衛生院）では学士以上の学歴を持つ医師は約4％といわれており、高度医療を受けにくい環境となっていたのです。

当時、中国で医療を志す学生の中には、こうした状況をなんとかしなければならないと考える人は多く、私もそんな学生の一人でした。そのため日本の高度な医療や制度を学び、その知識を活かして中国の医療に寄与したいと強く願い、友好都市の奨学生受け入れ制度を利用して来日したのです。

崩壊する中国の医療制度

中国では「無料医療」によって、国民は費用を負担することなく、医療を受けることができました。私が来日した当時、日本では国民の医療負担が1割の時代でしたので、都市部と農村部に医療の格差があるといえども、中国の医療制度は一見すると素晴らしい体制にも見えます。しかし、中国ではこの医療費をまかなうための財政的な負担が国家や企業に重くのしかかり、「無料医療」制度は破綻寸前に追い込まれていました。そして1980年代後半から医療保険制度の改革がスタートしたのです。

中国では日本と同じように国民皆保険を目指して公的医療保険制度の改革が進められましたが、戸籍や就業の有無によって加入できる医療保険が異なるうえ、居住エリア外での受診は全額自己負担という条件が付いていました。日本のようにどこでも誰でも医療機関を自由に選択でき、保険適用範囲内の治療であれば負担額が変わらない制度とは大きく異なりました。

都市部で働く会社員、自営業者、公務員が強制的に加入する「都市職工基本医療保険」は、医療費の自己負担が2割以下ですが、それ以外の高齢者や非就労者、学生などは「都市・農村住民基本医療保険」に任意で加入する仕組みになっています。後者の医療保険の自己負担は、北京市の場合、通院で45～50％、入院では20～25％となっており、決して軽いとはいえません。さらに農村部では2003年に新型農村合作医療制度がスタートし、86％以上の農民が加入しましたが、医療費の自己負担は9割と重いもので、医療を気軽に受けることができないというのが現実です。このように中国の医療制度は、一見平等に見えるものの、実態は都市部のエリート層だけを優遇するものです。中国政府はその後も大きく医療制度の見直しを図り、徐々に国民皆保険の充実を目指していますが、まだまだ十分な制度にはなっていないのが現状です。

高齢化社会を迎えた日本の医療

私が初めて日本に来て最も驚かされたのは、日本の医療制度の充実ぶりです。平等で均質な医療制度が確立されていることは、とても素晴らしいことだと思います。国民皆保険制度のもと、日本のどこに住んでいても十分な医療サービスを受けることができます。都市部と地方の医療機関の数にこそ差があったとはいえ、地方にも拠点となる公立病院があり、地域には診療所が点在し、都会と地方の医療の差はそれほど大きな問題にはなっていませんでした。

しかし、私が日本で学ぶ間にその素晴らしい制度が揺らぎ始めたのです。医療現場で忙しい日々を過ごしていた、来日して7年目の1990年、驚くべきニュースを目にしました。いわゆる「1・57ショック」です。1989年の出生率（1・57）が干支の「ひのえうま」にあたる1966年の出生率（1・58）を下回り、過去最低を記録したのです。

なぜ日本で少子化がこれほど進むのか、私は理解に苦しみました。テレビや新聞の報道によると、子育てにお金がかかることからあえて子どもを1人しかつくらない夫婦が多くなっていることや、若い世代の意識が変化して結婚をしない層が年々増えていることが主な原因とされています。こうした事情は、子どもは宝、労働力であり、子だくさんが当たり前という時代の中国で育った私には不思議で仕方ありませんでした。とはいえ、このままの状態が進行すれば日本の未来に危機が訪れることは私にも容易に予測できました。

高齢化の進行具合を示す言葉として、高齢化率が7％超になると「高齢化社会」、14％超になると「高齢社会」、21％超になると「超高齢社会」と呼びますが、2022年10月には、日本の高齢化率が29・0％（内閣府の「令和5年版高齢社会白書」）に達し、「超高齢社会」に突入しています。

高齢化とともに地方では人口減少が進み、その影響で地方の市民病院などの公的医療機関も赤字に転落し継続が危うくなっています。そのため、国は入院できる病院の医療圏を自治体単位より広い医療圏と定め、335圏に統合しています。日本全国の市の数は792ですから、その数の半分以下に減らしていく方針です。さらにこの医療圏に関しても1つの医療圏当たりの人口が20万人以下になれば、見直しを図るとされており、医療圏の統合も進みます。このように今後、ますます都会と地方の医療格差は広がっていくと予想されます。平等で均質なはずの日本の医療制度はいかに維持するかが大きな課題になってきています。

日本で働く異邦の医師として私にできること

1992年、研修を終えた私は、故郷へ戻りエリート公務員として祖国の医療に貢献するという選択肢と、日本に医師として残るという選択肢のはざまで揺れ動いていました。日本の医療技術を学び、祖国へ帰るという大志を抱いていたものの、その後、中国の医療格差はますます広がり、医療は一部のエリートや富裕層のものとなってしまいました。より多くの人たちを支えたいという私の願いは祖国では実現できないでしょう。現在の妻との出会いもあり、結婚を考えていた私は日本に残ることにしました。

地方の医療資源が減っていくなかで、優れた日本の医療を支えるために、今、私たち医師がすべきことはなにか――その答えになるか分かりませんが、中国人である飛という医学生が日本にやって来て、日本の医療に身を捧げることを決め、日本人として約40年にわたり、医療現場で感じ、考え、そして実践してきたことを本書でお伝えし、超高齢社会にある日本の地域医療を考えるヒントにしてほしいと考えています。

第1章

中国に戻ればエリート公務員としての未来が約束される……

それでも異国の地で私が医師になった理由

文化の違いや意思疎通を行う難しさを実感

1970年代後半から80年代前半に中学・高校時代を過ごした私の趣味は読書で、根っからの文学少年でした。ロシア文学やフランス文学などが好きで、ロマン・ローラン、ドストエフスキー、ゲーテなどの古典を読みあさったものです。全寮制で夜は読書もラジオを聴くことも禁止されていましたが、小さな明かりのもと、こっそりと文字を追っていました。

大学進学の際にも文系に進みたかったのですが、思想統制がある中国では文系の文化人は生きづらく、周囲からは理系に進むのが就職にも有利と助言され、これという志望理由も持たないまま医学部への進学を決めました。

大学ではそれなりの成績を収め、クラス委員もやっていました。いわゆる真面目な学生だったと思います。そんなこともあってか、日本の医大への留学の話が舞い込んできました。私の住んでいた中国の都市と日本の地方都市（久留米市）が友好都市で、奨学生を受け入れる制度があったのです。

経済的にも政治的にも難しい時期の中国です。家族を残して海外へ行くことを親が許してくれるのか不安でしたが、外国を見る良い機会だと家族は私の背中を押してくれました。もちろんこのときは、両親も私自身も大学を卒業したら中国に戻り、中国で医師として働くものだと思っていました。

私が日本へ来たのは暑い盛りの8月でした。来日3日目に地元で開かれた花火大会を見に行って、壮大な演出にとても驚きました。華やかな花火が自分の未来を予測していると思うことができればよかったのですが、大輪の花火のもとで自分自身の存在がより小さなものに思え、少し気持ちが萎えてしまいました。知らない人ばかりで言葉も通じず、寂しさで押しつぶされそうでした。

しかし泣き言を言っている暇はありません。来日して半年後には編入のための試験を受けなければなりませんでした。留学したらすぐに大学に入れるものと思っていたら、選抜試験があったのです。そのために私は数カ月間予備校に通いました。試験科目は数学と物理と小論文の3科目で、数学と物理は図や数値が問題文に記載されているため、なんとなく正解を導くことができましたが、問題は小論文です。文章を読むことはできても、記述するのは日本に来たばかりの私には難関でした。そこで私は予備校で小論文を集中的に指導してもらいました。

この半年間は、私自身人生で最も勉強した時期だったように思います。異邦人である私に、丁寧に日本語の文法や言葉遣いを指導してくれた予備校の先生方には今でも大変感謝しています。

私は無事に試験に合格し、地方都市の大学医学部に留学しました。しかし、中国からの留学生は医学部に数人しかおらず、中国語を話す機会もほとんどなかったため、数週間でホームシックにかかってしまいました。言葉が通じないから友達もできませんでした。一説によると、英語圏の人に比べて、中国語圏の人は日本で感じる言語ストレスが高いそうです。私は分からないことを誰かに尋ねることもできず一日中黙っていました。自分の部屋に帰ると訳も分からず涙が溢れてきたのを覚えています。

そんな私を元気づけてくれたのがテレビのプロ野球中継です。それまで野球にまったく興味を持っていませんでしたが、毎日のように見ていると自然とルールを理解できるようになりました。同時に、実況や解説を聞いているうちに日本語を聞き取る練習にもなっていたようです。

音楽も私を支えてくれました。当時の日本では、音楽鑑賞はカセットテープレコーダーが主流でした。もともと音楽好きだった私は、レンタルレコード店でレコードを借りてはカセットテープに吹き込んで聴いていました。下宿先のアパートでは大きな音は出せませんが、自分の心をリラックスさせ、安定した精神状態を維持するのに音楽は絶大な力を与えてくれました。当時のカセットテープは捨てずに今も宝物として大事に保管しています。

元来、負けず嫌いの性格で中国に帰ろうと私は一度も思いませんでしたが、今振り返ると最初の半年くらいは日々の生活習慣になかなか慣れることができず精神的にしんどく、きつい状態だった記憶があります。食事では刺身や生卵などのナマモノが食べられず困りました。中国では衛生環境の理由もありますが、ナマモノを口にする習慣がありません。なぜ日本ではこんなものを食べるのかと驚き戸惑うばかりでした。飲み物も日本人は氷を入れた冷たいものを平気で飲みますが、中国では基本的に温かい飲み物しか口にしません。しばらくしてなんとかまねをしてナマモノや冷たい飲み物にも挑戦するようになりましたが、半年くらいは腹痛を起こす状態が続き苦労しました。

その後は日本語も徐々に理解して片言ながら同級生と話ができるようになり、徐々に日本の大学に慣れることができました。テストを受けるときも、漢字はなんとなく理解できますので、うまく乗り切れていました。ただし、レポートを書くことができるようになるまでには随分苦労しました。自分自身の言いたいことは明確なのに文字にするのは大変で、親しくなった日本人の同級生に私の書いた文を添削してもらったこともあります。日本人の友人たちは添削するとは言わずに、読ませてほしいと自ら言って快く文章を見てくれました。私はそんな友人たちの姿から、日本人の奥ゆかしさを知ったように思います。

この頃、同級生から、中国にはライターはあるのかなどとよく質問されました。中国の文化が遅れていてライターがない、マッチで火をおこすと思われていたようです。実際の日本と生活レベルに大きな違いはなく、内心ではおかしな質問するなあと思いながら私はありますよといつも笑顔で答え、友人たちの心証を悪くしないように努めました。

経済面では大きな苦労はありませんでしたが、当時の日本の学生たちは親のお金で一人暮らしをして大学にも通わせてもらい、自らはアルバイトで稼いだお金は親に送るのではなく遊びに使う、そんな姿が主流で、中国人の私からすると別格の余裕があると感じ、そうした面で中国と日本の経済的な差を実感したものです。彼らをうらやましいと思う気持ちがなかったわけではありませんが、留学生という立場の私には正直いって遊ぶという選択肢はまったくありません。とにかく日本で学べることはすべて学んでおきたいという気持ちが勝り、勉強に励んだ大学生時代でした。

そうしたなか一度だけ、日本人と中国旅行をしたことがありました。大学3年のときだったと記憶しています。大学内に日展の審査もしている書道の大家の先生がいて、定期的に中国を回るので通訳として一緒に行かないかと声をかけてもらい、同級生も誘って4人で旅行しました。中国の書を巡りながら観光名所をいくつか回り、麻婆豆腐や北京ダックを格安で食べられて、日本人の同行者たちは大喜びしてくれました。中国人の私自身にとっても日本の人たちとのこの旅行は良い思い出になっています。

学生でも公務員として働ける中国の医大へ戻ることへの葛藤

私はその後、留学生として大学の6年間を修了し、大学院の修士課程も残り1年になった頃、この先どうするかを考えなければならない時期がやってきました。中国に帰って医大に復学するのか、それとも日本で医師になるのか、選択肢は2つです。

中国に戻れば学生として学びながら、エリート公務員である医師として働くことができます。収入を得ながら学べるのですから、順風満帆な人生を選択するのであれば帰国したほうがいいのではないか、そう考えるのが妥当とも思えました。おそらく中国で暮らしている両親も私が帰国して公務員として医師になることを待ち望んでいたはずです。

日本で学んだ医療の知識を中国に持ち帰れば、それだけで周囲の医師からは一目おかれるであろうことは予想できました。電化製品一つとっても、当時の中国製は日本製とは十年くらいの差があったと思います。検査や手術に使用する機器も当然後れを取っていましたし、先端医療については中国の教授クラスの医師でも知らないことが多かったに違いありません。そこで私が最新の検査や治療を披露すれば、すごいと褒めたたえられただろうと思います。

中国では総合病院だけでなく、小児科、耳鼻咽喉科、精神科、歯科などの専門病院も国が管理しており、日本のような個人開業の病院はわずかしかありません。ほとんどの医師が公務員で、ほかの医師より多少頑張って働いたとしても、給料面で抜きんでることはありませんが、優秀な医師、人気のある医師はたくさんの収入を得られるという、中国ならではの仕組みがあります。手術や難しい治療の際、医師に謝礼を払うのは当たり前という慣習があるからです。

私が日本で医療を学び、新しい知識や技術を持ち帰ったことが広まれば、当然のように患者は私の診察を受けたいと願い、謝礼を用意するようになります。評判が高まり、人気になればなおさら、謝礼の額も大きくなっていきます。私が日本で学んだ6年間が実績になり、収入も周囲の評価も保証される確実な未来が待ち受けていたのです。そうなれば両親も喜んでくれるでしょうし、私自身も家族も裕福になり、安泰な人生が待っているはずでした。

しかし、それでも私には中国で医師として働く自分の姿を思い描くことがどうしてもできませんでした。なぜなら中国人は日本人に比べて、少しでもほかの人より良い生活をしたい、とにかくレベルを上げなければいけないと考えるところがあります。中国で医師として働き始めれば、より多くの患者に認めてもらえる人気の医師を目指すという、熾烈な競争の中に放り込まれるのは目に見えていたからです。

私には元来、人を蹴落としてまで出世や金儲けをしたいという上昇志向はありませんでした。そうではなく、ただシンプルに困っている人を助けたいというのが、私が医師になる理由であり、人を助けることこそが私にとっての幸せでした。中国で医師として成功する人生は、私が心から感じられる幸せとは違っているのではないか、日本に残るほうが自分らしく生きられるのではないかと、心中でそうした葛藤が続いたのです。

日本で習った医療を患者相手に実践してみたい

日本の医学部での学びはたいへん濃厚でした。生物学的な基礎から、さまざまな診療科の知識と技術を学ばせてもらい、日本に留学できたことを感謝する日々でした。中国の医大のカリキュラムをすべて履修したわけではないので比較はできませんが、日本の医大の講義や実習はレベルが高いと実感していたのです。

学生の学力が非常に高いことにも驚きました。中国では学力の高い学生が医学の道を目指すとは限らないのに対し、日本では優秀な学生が医学部を選ぶ傾向があると知り、最初は不思議に思ったものです。同級生に聞くと、子どもの頃から、学校の成績が良く周囲から医者になれと勧められた人が多く、自分でも医師を夢見ていつの間にか医師になった人も少なくないようです。日本は医師の地位が高い国と認識したのはこの頃です。もちろん中国でも医師になるためには一定基準以上の学力が必要ですが、日本人は医師という職業に尊敬や羨望《せんぼう》といった特別な感情を抱いていると思いました。

また、私が留学していた医大は将来的に開業医を目指す学生が多かったように思います。地域的な特徴だったのかもしれませんが、卒業後に研究機関へ進むよりは臨床の道を選ぶ学生が多く、同級生との会話でも、最終的には親のクリニックを継ぐか自分で開業することを目標にしているという話をよく聞きました。中国での個人の開業はハードルがとても高いのですが、日本では親から引き継ぐパターンが多いことにも驚きました。

留学したばかりの頃は日本の医療現場がどのようなものかなかなか見えませんでしたが、大学院で学ぶ頃には総合病院とクリニックの違いや、働く医師の目指すものが異なることも理解できるようになっていました。

複数の診療科を持つ総合病院の医師は、専門の診療科を担当する医師が検査や診察に当たります。例えば呼吸器科の医師が治療していた患者に心臓病の症状があれば、循環器科の医師の診察も受けるように促します。さらに、同じ患者に前立腺肥大の症状が現れれば、泌尿器科の医師の診察にも回します。つまり、同じ総合病院内で、１人の患者が３人の医師の診察を受けることになるのです。

それぞれの医師は自分の担当する病気に関する検査をオーダーし、薬を処方します。薬の飲み合わせには気を配りますが、ほかの医師が下した診断結果や治療方法に口を出すことはほぼありません。呼吸器科の医師に患者が前立腺肥大の症状は良くなってきているのですが、薬は減らせませんかと質問しても、担当医はその件は泌尿器科を受診したときに聞いてください、としか答えられません。専門的な治療を各診療科で行うのが総合病院の役割ですから当たり前ではあるのですが、患者からすれば、大学でいろいろな病気の知識を学んでいるのになぜ答えてくれないのかとか、分からないなら泌尿器科の医師に聞いてくれてもよいのではないか、といった不満が生まれることもあります。

一方で友人から見聞きする個人開業のクリニックの医師たちは、そうした大学病院や公立病院の医師とは違って患者との距離が近いように思えて、私は魅力的に感じました。専門分野に固執せず、患者の全身を診る力を持っていると思えたのです。内科医であれば呼吸器科、循環器科、内分泌科など、総合病院では分科されている診療科のすべてを診るのはもちろん、場合によっては整形外科や耳鼻咽喉科、眼科の知識も駆使して、患者にとってより良い医療手段を考えながら患者を救うにはどうしたらいいか考え、指南している。そんな全人的な医療こそ私の進むべき道のように感じられました。

中国の病院と比較しても同様でした。中国の医療機関は公的な立ち位置で、医師は患者に対して少なからず上から目線で物を言うようなところが目立ち、日本のクリニックの医師は地域住民と同じ目の高さで支えることができる身近な存在のように私には思えました。病気を治すのはもちろんですが、患者との対話を大切にする仕事の仕方が自分には合いそうな気がして、日本のクリニックで働きたいという思いが徐々に膨らんでいったのです。

結婚を機に日本に残ることを決意した研修医時代

私が生まれ育ったのは中国でも比較的都会に近い地域でした。祖父母がそれなりの職に就いていて比較的裕福だったこともあり、医療で困ることはありませんでした。中国で来日の直前は医学生でしたから、医療費無料の恩恵を受けていた立場でした。中国でも基本的には病気になれば西洋医学を用いた治療が行われていましたが、より長生きしたいなどの養生目的で漢方薬や鍼灸など中国伝統の中医学を用いた治療も積極的に行われていました。

記憶に残っている一つのエピソードがあります。私がバスケットボールで突き指をした際、１カ月経っても指が動かなかったため、仕方なく大学の診療所に行くと、いきなり鍼を打たれたのです。すぐに指が動くようになったので鍼治療の素晴らしさを改めて実感したものです。

私の居住していたエリアや大学では西洋医学であれ中医学であれ、比較的手軽に治療を受けることができていました。ただし、田舎に行けば、ほとんどの病気やケガを鍼灸や民間療法で治療することが多くありました。そもそも医師の数も足りませんでしたし、医療機器も少なかったため仕方がなかったのです。

ですから私が日本に来て、誰もが高度な西洋医学の医療を気軽に受けられることには本当に驚きました。ちょっと風邪をこじらせただけでレントゲンを撮り、血液検査をしてもらえて症状を緩和する薬もすぐに処方される、そして公的医療保険によってその大部分を補助してもらえるシステムが成立しているのですから、中国と比較して驚かないわけがありませんでした。当時は社会保険加入者の自己負担は1割でしたから、ほとんど無料に近い医療費です。本当に豊かな国であるのだというのが、この頃の日本に対する私の心象でした。

日本の医療事情を明確に理解した頃、友人の紹介で一人の女性と出会いました。企業に勤めて事務をしている女性で、きれいだなというのが第一印象でした。一緒に映画を観たり、食事をしたりするうちに付き合いが始まり、次第にこの女性と結婚したいという気持ちになっていきました。彼女と一緒にいるためには、日本に残るか彼女を中国に連れて帰るかの２択でしたが、日本の素晴らしい医療システムで働きたいという思いもあり、とりあえず日本で医師として働き始める選択をしました。今になって思い返すと、人生の分岐点で異性の存在が大きかったという自分に苦笑してしまいます。

大学院を修了して大学病院の研修医となった1年目、私は彼女にプロポーズをしました。すでに二人の間には結婚への思いが高まっていたので、すぐＯＫをもらえたのですが、彼女の両親からは猛反対を受けてしまいます。

反対の理由は私が日本人ではないからでした。日本人の国際結婚は１９８９年に2万件を超えましたが、婚姻数全体に占める割合は当時３％程度で、私たちの居住していた地域ではさらに低い割合でした。

彼女の両親からすれば受け入れられないのも無理はなかったと思います。このとき、私は改めて日本で働き続けると覚悟しました。彼女を守るためにも、彼女の両親に認めてもらえる医師として日本で働こうと決意したのです。彼女の両親も私の決断に、その覚悟があるならと結婚を許してくれました。

中国の両親に電話や手紙で伝えると、彼女の両親と同じく反対されましたが、私に帰国の意思がないと分かると、両親は静かにそして力強く、頑張りなさいと私の背中を押してくれました。帰国を待ち望んでいた両親には申し訳なかったのですが、私の心に迷いはありませんでした。認めてくれた両親には今も感謝しかありません。

医局時代、差別がない日本の温かさを実感

1994年、研修医を終えて大学病院の内科に入局した頃は、それこそ必死でした。朝から晩まで働き詰めで、夜勤ももちろんありました。長時間労働に加えて、救急の現場は常に命と向き合う精神的にもきつい仕事でした。今であれば、社畜とかブラック企業と揶揄《やゆ》されるのでしょうが、当時はまったく疑問を持ちませんでした。医師だけでなく、多くの職種の人たちが必死に働いていた時代だったのかもしれません。お金をもらうための仕事が「ラク」であるわけがないと、当たり前のように思っ

ていました。

思い返せば相当厳しい勤務状況でしたが、ストレスを感じずに医師の仕事を続けられたのは日本人の温かさに触れていたからだと思います。医局の人たちは流暢《りゅうちょう》に日本語が話せない私を一切差別することなく接してくれました。中国では都会と田舎でひどい差別があり、同じ学校や職場にいても出身地が田舎だと、周囲から蔑むような態度や言葉を浴びせられるケースがあるのです。その点、日本ではどこの出身であろうと、方言があろうと、私のような外国人であっても差別をする人はいませんでした。

言葉の問題がある私にとって院内や学会でのプレゼンテーションは最も緊張する苦手な場でしたが、結果としてうまくいかなかったときも周囲が慰めてくれました。発表中に言葉が出なくなる私に対して、教授たちも、まぁまぁ、大丈夫だと落ち着かせて待ってくれたのです。

小説やテレビドラマでは医局内の抗争だとか、出世のために医師としての倫理を踏みにじるといった場面が登場しますが、私の知る限りそのような品のない争いはありませんでした。もちろん教授を選ぶときには選挙があったり、論文には教授の協力が必要だったりしますが、どんな仕事でも上司の協力なくして大きなプロジェクトを成し遂げることはできません。組織として当たり前の序列があっただけです。同期のあいだには多少の競争心を持つものもいたかもしれませんが、少なくとも私にはとても居心地の良い場所でした。

忘れてはならないのは妻の存在です。結婚して2年目に子どもが生まれ、家に帰れない日々が続いたこともありますが、妻は私に対して「あなたの仕事は立派な医師になることで、今は頑張り時です。その姿を子どもたちも見ています」と言って支えてくれました。彼女の言葉と子どもたちの笑顔が私に大きな力を与えてくれていたのだと思います。

こうした支えが私を日本にとどめてくれたのです。上の子どもが生まれてしばらくして私は日本に帰化しました。そのときも、まったくといってよいほど日本人になることを悩みませんでした。自分が生きていくのは日本で、この地で自分らしく生きる、それによって家族、そして地域の人たちの幸せに寄与できるのなら後悔はしない、そう自分の心の声が言っていたからです。

帰化したことによって日本の姓に変わったことも診察をするうえでは良かったと感じています。中国人の姓ですと、患者はそれだけで身構えてしまい本音を語ってくれないことがあるのです。会話を始めれば、私の中国なまりに、先生って日本人ではないのですかと聞いてくる患者もいます。私はそんなとき「私の生まれは中国ですが、今は日本人です」と答えています。私にとってはそれだけなのです。それ以上でも、それ以下でもありません。生まれた場所がどこであっても、今、どこでなにをしているかが大事であることは、患者もきちんと分かってくれているのです。

大学に残らず、開業医となることを決断

大学病院に数年勤務したあと、医局の人事で県立病院、民間病院、済生会病院と転勤が続きました。基本は内科ですが夜間の当直時には救急患者にも対応していましたから、常に睡眠不足です。週に一度は休日が定められていましたが、呼び出されれば病院へ向かわなければならず、ほとんど休んでいなかったと記憶しています。例え

ば、休みの日で出かけていたときも、常時持ち歩いていた患者連絡用のポケットベルが鳴ればすぐに近くの電話ボックスを探すということが頻繁にありました。ひとたびポケベルが鳴れば、引き返して患者の治療に当たることが日常だったのです。そんな忙しい日々でしたが、勤務医としてはとても充実しており、自分は頑張れるのだと信じて働き続けていました。夜も当直で遅くまで残って患者と向き合い治療に当たる、そのような経験を短期間で多く積めたことで自分のスキルを伸ばすことができたように思います。今振り返っても、当時の忙しい時間は必要でした。これから医師を志す人には若いときにできるだけ多くの症例を担当することがとても大切であると考えます。忙しいことが、その後の自分にとって大きな価値になることがあるからです。

ところが私は37歳になった頃、徐々に疲れを感じるようになりました。当直時は呼び出しがなければ仮眠室で休むことになっており、私は短時間でも熟睡できるのが自慢だったにもかかわらず、眠ることができなくなったのです。こうなると昼間の診療にも影響が出てきます。帰宅した私のふらふらしている姿を見て、妻からは「あなたには勤務医は向いていないのかもしれませんね」と言われました。

私自身は勤務医に不満があったわけではなく、大きな病院の素晴らしい設備を使いながら、さまざまな疾患の検査や治療を学べるのは幸せと感じていました。開業は40歳を超えてからゆっくり考えようと思っていたのです。

しかし妻は私に「このままでは体が壊れてしまう、今が開業の良いタイミングだと思います」と言うのです。不思議なのですが、それ以前も私が何かに迷ったとき、妻の言葉どおりにすると良い流れになる経験を何度かしていたのでした。

それに、自分自身でも大きな病院で働くよりも、開業医のほうが向いていると感じていました。大病院は患者数が多く、一人の患者にあまり時間をかけられません。しかし、私はついつい患者の話をじっくり聞き、症状を少しでも緩和するためのアドバイスをしたくなってしまうのです。時には人生相談のような話に進展してしまうこともあり、看護師から患者が詰まっていますとか、予約時間を過ぎているので急いでくださいとよく注意されていました。私の予約の患者の診察が終わらなければ、看護師や窓口のスタッフが休憩に出られないなど迷惑をかけてしまうため、看護師の言葉は正当なのですが、私としては患者と気持ちを分かち合い、診察で気持ちが楽になってくれたらいいなと考えてしまうのです。私のスタイルは大病院よりも開業医に向いていたのだと思います。

過去に1年間出向した個人病院での経験も、開業への気持ちを駆り立てるきっかけになりました。クリニックほどではないにしても、大病院に比べて患者との距離が近く、患者からしても同様と感じられました。大病院では患者は医師の言うことに「はいはい」と頷くだけで、質問をしたくても口には出せない人がほとんどですが、個人病院では患者が話す言葉が多くなるのです。患者の症状だけでなく患者自身のことをより知ろうとすることが大切で、たくさんコミュニケーションを取り、患者の声をもっと聞かなければならないと考えるようになりました。

また、患者から薬を飲み忘れたと聞くと、大病院の医師はひどく患者を叱ってしまうことがあるように思います。治療の一環として仕方がないと思われるかもしれませんが、私は叱ってはいけないと思います。

患者は薬を飲む以外に、一日の生活でやることがたくさんあります。主婦なら頭の中で次は何をして、これも忘れないでと頭をフル回転させながら、家事をこなしています。会社員だってそうです。自分の仕事をしながら、上司の目や部下の動向に気を配り、一方で家族の一員として家のこともおろそかにできないと気を張っています。多くの人は忙しい毎日を過ごしているのですから、薬のことを忘れることだってあります。ですから薬を飲み忘れた患者を叱りたくありませんし、どうすれば飲み忘れないかを一緒に考える医師でありたいと望んでいたのです。

もちろん、大病院には大病院としての役割があります。診療や治療のベースに「研究」があるので、患者が指示どおりに薬を飲んでくれないと臨床結果をはじき出せず困る面もあるのです。大学病院などでは「医療機関として診療を行うとともに、研究・教育機関でもある」と明言し、研修医が診察や手術に立ち会うことや、臨床結果のデータ収集などの協力を患者に周知しています。患者はそれらを承知のうえで、診察を受けています。

重大な疾患であれば、病気を治してもらうために協力を惜しまないと思えるかもしれませんが、ちょっとした風邪や健康診断を研究材料にされることに抵抗を感じる患者もいるかもしれません。知り合いの女性は公的な病院で出産をした際、分娩室に入り切れないほどたくさんの若い研修医が見学に来て、とても恥ずかしかったと話していました。彼女は、民間の産婦人科に比べれば安価で出産できたけれど、あんな思いは二度としたくないので、2人目は地元のクリニックで産みます、と私に言っています。そうした大病院の診察方法も医療界にとって必要不可欠なのは理解していますが、これから先の医師としての私の居場所はここではないと感じるようになっていたのです。

開業への気持ちが膨らんできたところで、偶然誘いを受けた「開業のためのセミナー」のようなものに参加しました。そこで講師から、言葉に中国のなまりがあるから開業には向かないと一刀両断されてしまいましたが、逆にこの講師の言葉が私の心に火をつけました。大学や勤務先の病院で出会った患者たちは、私がつたない日本語で病気の説明をしたり、生活習慣をアドバイスしたりすると、「先生ほど親身に話を聞いてくれたお医者さんはいない」「先生の言うとおりにしたら体がラクになりました」と言ってくれていたからです。発音が悪い、言葉のチョイスがおかしいといったことなどは小さなことで、どれだけ患者の生活を理解して適切な対応ができるかこそが開業医に求められるスキルのはずです。適切な対応ができれば、きっと患者と心が通じ合うはずです。

私は、だったら勝負してみよう、と思ったのです。心が決まればすぐ行動するのが私の性格です。さっそく医療コンサルタントと連絡を取り物件を探し始めました。手頃な物件が見つかるまでには1年くらいかかるだろうと思っていたのですが、意外にもすぐに近所で良い物件に巡り合うことができ、私は開業医の道を歩みだすことになったのです。

第2章

開業医になって突き付けられた日本の地域医療の課題

病院で望まない最期を迎える患者を救いたい——

まだ地域包括ケアシステムなどない時代

医療コンサルタントから紹介された物件は駅に近いビルの2階でした。診療科は内科であり、必然的に足腰の弱くなった高齢の患者が多くなるので、来院しやすい1階を希望しているといったん断ったのですが、エレベーターをつけてくれると言います。

そうなると話は変わってきます。公共交通機関で移動する高齢者にとって駅に近いことはおおいに魅力でしたので、それならとすぐに開業を決めたのです。医師は私一人、看護師は正社員とパートが1人ずつ、事務員が2人で、計5人でのスタートでした。

当時、勤めていた済生会病院では、私が担当する患者が多かったためか、強く引き止められましたが、私の気持ちは揺るぎませんでした。いちばんの理由は、人事の辞令によって病院を異動させられる点でした。

事務局長からは「辞めないでほしい」と何度も慰留されましたが、「私を信頼してくれる患者がいるのに、転勤を命じられたら患者をおいて異動しなければならない。それが私には耐えられません。一人ひとりの患者の一生を診られる医師でいたいのです」と説明すると、「お気持ちはよく分かりました」と納得してもらえました。退職が叶った私に対して、同僚の医師や看護師たちからも「頑張ってください」「お互い協力し合いましょう」と声をかけてもらい、素晴らしい職場だったと実感したのを覚えています。

とはいえ、１９９０年代の当時は基幹病院と地元クリニックの連携が取れておらず、地域によっては公立病院の閉鎖が相次ぎ、医師不足も明白でした。患者の意思や希望よりも病院の都合で入院の可否が決まるという、ある意味で地域医療が崩壊しているともいえる時期だったのです。

例えば高齢者が認知症で総合病院の精神科に入院すれば、精神疾患の患者として扱われます。本人が家に帰りたいと言っても、家庭で認知症患者をケアする仕組みはありません。これでは認知症が劇的に改善するとは考えにくく、結局亡くなるまで精神科の病室に入院することになります。反対に認知症の程度が重くないと判断されてしまうと入院は叶わず、自宅で家族が面倒を見るしかないという場合もありました。

現在は一度精神科に入院したとしても、施設に入所したり、訪問診療と在宅介護を受けながら家で過ごしたりと、さまざまな医療と福祉のサービスを家族や本人の意思で選ぶことができます。しかし当時は施設の種類は少なく、高齢者施設の数も圧倒的に足りていませんでした。在宅での介護は、ただ家族が疲弊するだけで、訪問診療も制度化されておらず、患者だけでなく医師の負担も大きかったのです。

国が重い腰を上げたのは2003年でした。高齢者が可能な限り住み慣れた地域で、自分らしい暮らしを人生の最期まで続けることができる支援・サービスの提供体制を構築する「地域包括ケアシステム」の推進を始めたのです。具体的には「重度の要介護状態となっても住み慣れた地域で自分らしい暮らしを人生の最後まで続けることができるよう、住まい・医療・介護・予防・生活支援が一体的に提供される」仕組み作りです。急激に加速する高齢化で、2025年には75歳以上の高齢者が日本の人

要介護率が高くなる75歳以上の人口の推移

- 75歳以上人口は、介護保険創設の2000年以降、急速に増加してきたが、2025年までの10年間も、急速に増加。
- 2030年頃から75歳以上人口は急速に伸びなくなるが、一方、85歳以上人口はその後の10年程度は増加が続く。

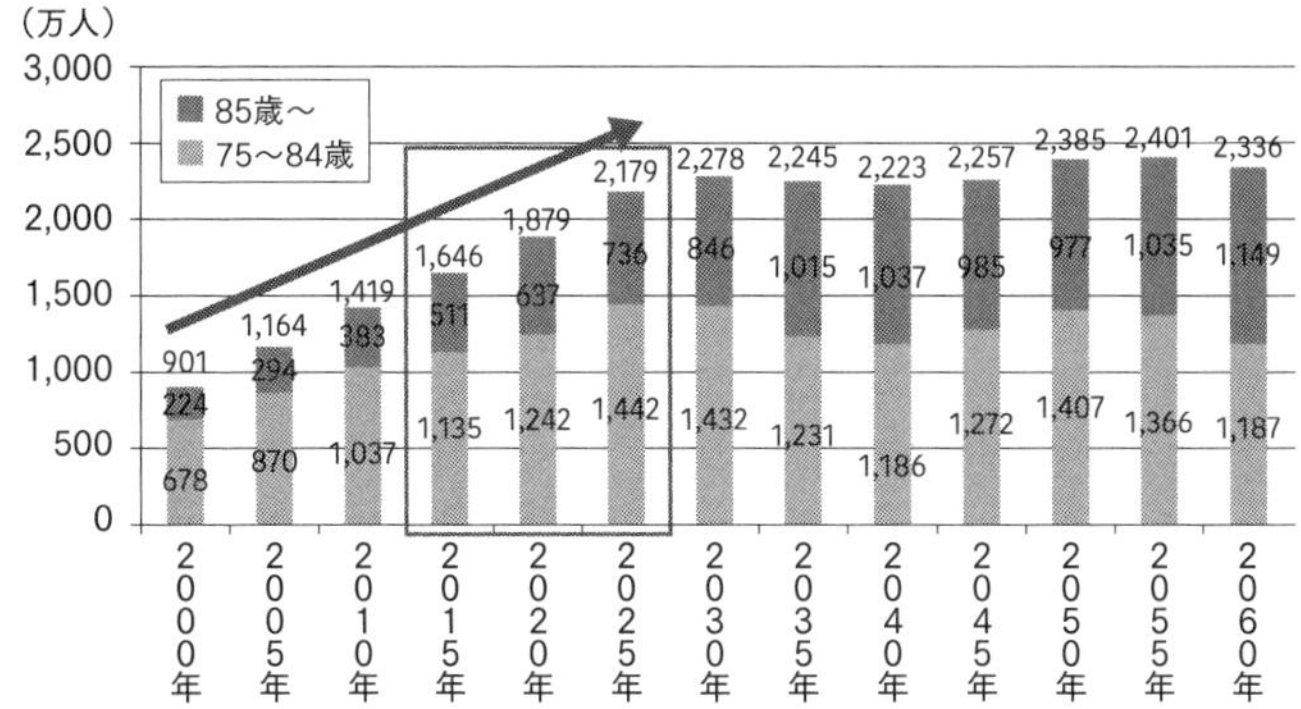

介護保険料を負担する40歳以上人口の推移

- 保険料負担者である40歳以上人口は、介護保険創設の2000年以降、増加してきたが、2021年をピークに減少する。

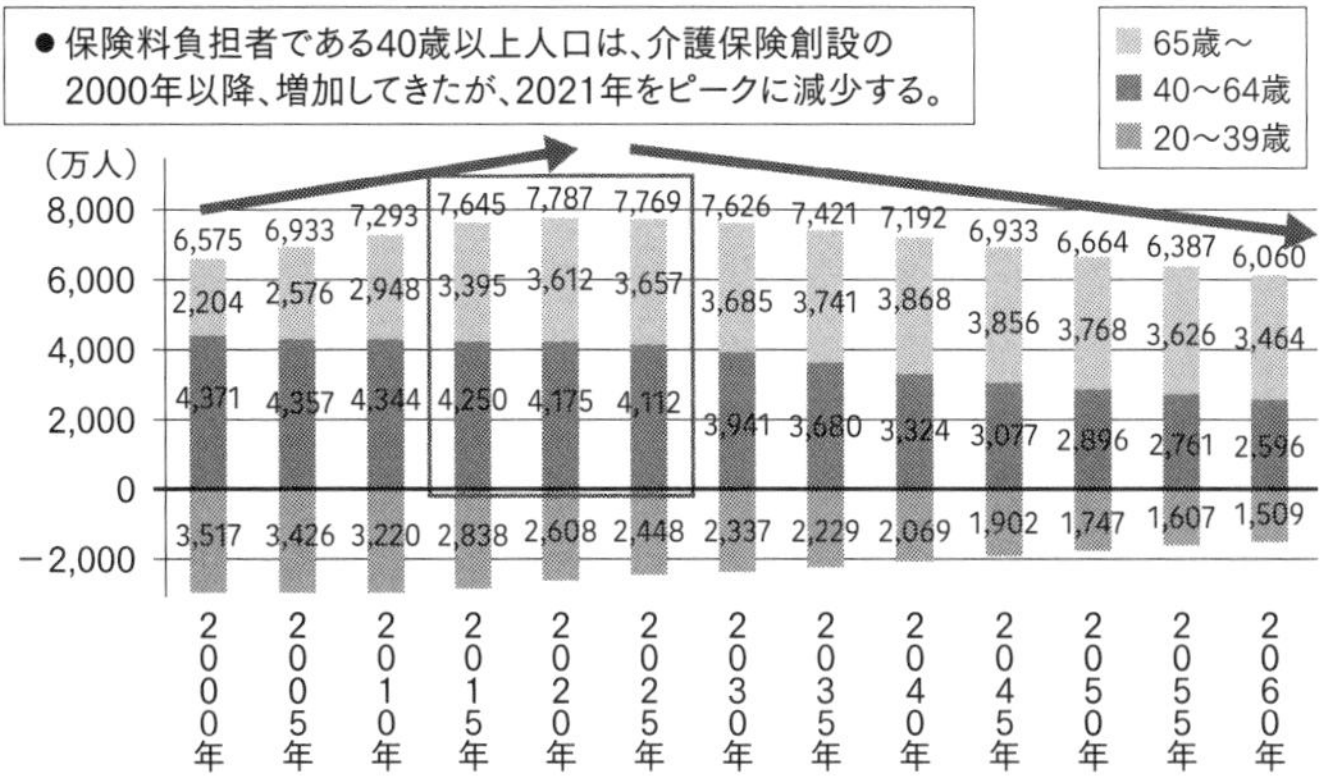

将来推計は、国立社会保障・人口問題研究所「日本の将来推計人口」（2012年1月推計）より

（厚生労働省「社会保障審議会介護給付費分科会〈2017年〉」資料を基に作成）

口の18・1％になると推計されたことが発端でした。

高齢化の一方で医療保険を負担する働く世代の人口は減少していきます。2000年にスタートした介護保険についても、支払い義務のある40歳以上は2021年を境に減少すると試算されました。医療費や介護費をいちばん使うのは高齢者であり、その人口比率が増えていけば、国民皆保険という日本のシステムは立ち行かなくなるのは歴然でした。

「住み慣れた地域で自分らしく生きる」といわれると国民の気持ちに寄り添った提案のように感じますが、言い換えれば高齢者の医療費を削減するための方法論でしかありません。これまでは病気になって寝たきりになると入院し、亡くなるまで病院で過ごす人が圧倒的でしたが、病院に長く入院はさせず、施設や自宅で暮らせるようにサポートして医療費を削減しようと考えたのです。

日常的な軽い体調不良やケガはかかりつけの診療所や地域の中小病院が外来治療を担当し、体が動かせず医療機関に通えないのであれば訪問診療や訪問看護などで継続的に医療を受けられるようにする。もし、病状が悪化したり、専門的な検査や手術が必要になったりしたときは、かかりつけ医からの紹介で中核となる地域の病院が対応する。さらに高度な急性期医療や特殊な治療が必要な場合には基幹病院が受け皿となる。そのような構想が国から提示されたのです。

地域包括ケアシステムはその後も計画の見直しや、新たな制度の導入などでブラッシュアップされていきました。２０１５年には「地域医療構想」が策定され、医療機関の病床を高度急性期機能、急性期機能、回復期機能、慢性期機能とタイプを分けて、必要な病床数を地域ごとに算出して整備を進めるようアナウンスされました。

開業した私の役目は、地域医療の末端であるかかりつけ医です。クリニック周辺の患者の健康を管理し、体調不良があれば診察し治療をする。クリニックで対応できなければ中核病院を紹介することが基本になります。

しかし実際に開業してみると地域住民の求める医療はそれだけにとどまりませんでした。例えば、高齢の夫婦が二人とも通院しているケースで、夫には明らかな認知症があり、自分が看るから大丈夫と言う妻の体も少しずつ弱ってきている。このようなケースにたびたび出くわしました。

内科医なのだから、夫婦の病気治療にだけ注力すればよいのですが、私にはその割り切りができませんでした。通院が厳しくなってくれば往診してあげたいと思うし、妻に介護から解放される日をつくってあげたいとも考えてしまうわけです。

そうなると体が動いてしまうのが私の性分です。平日の日中はクリニックの診療があるので、夕方以降の時間や日曜日に、来院できない患者の家に往診に行くことになりました。また、認知症の患者を数日間だけ入院させて、家族が休める計らいもしていきました。

特別大きな思い入れがあったわけではなく、目の前の患者とその家族のために考え、動いたことが、結果的に地域包括ケアシステムを先取りする形になっていたのです。

中国で学んだ漢方の知見を自分の強みに

治療はあくまでも日本の医療の基本に忠実に行っていました。ガイドラインに沿って診断し、投薬をする。特別なことはありません。強いていうなら漢方を導入していた点は私ならではの治療だったかもしれません。

日本人の医師が漢方を処方する場合、風邪をひいた患者に「葛根湯」を出すことが多いのですが、私の場合は中国の医大で習っていた中国の漢方の基本に従って処方します。

日本の人たちは、薬局で販売されていたり医師から処方されたりする漢方を中国由来と思われているかもしれませんが、実はまったく異なります。日本に医療が伝わった道筋から説明すると分かりやすいのですが、江戸時代にオランダから入ってきた西洋医学を「蘭方」と呼び、それよりもずっと以前、中国の漢の時代に日本に伝わった医学が日本で伝統医学として発展したものを「漢方」と呼ぶのです。つまり日本の製薬会社が製造販売している漢方は、日本独自で培われた技術ということになります。

一方、中国で発展した伝統医学は「中医学」と呼ばれます。現存する中国最古の生薬の専門書は４０００～５０００年前に書かれたと思われる「神農本草経（しんのうほんぞうきょう）」で、そこには薬物３６５種類が掲載されています。さらに、

2000年前の後漢の時代に「傷寒雑病論（しょうかんざつびょうろん）」がまとめられ、現在の中医学で利用される生薬の基礎となっています。

医学の基本は「弁証論治」と呼ばれ、「見る、聞く、問う、触れる」という4つの方法「四診」で患者の情報を得ることが基本です。そこから8のタイプ「証」に分類し、それぞれに合った処方をしていきます。つまり同じ症状であっても、証によって薬が異なるのです。

日本では漢方を症状に合わせて選びます。風邪には葛根湯というのが分かりやすい例です。中国では証、そして病気の進行具合、さらには体内を流れる「気」を考慮して薬を配合していきます。私の漢方の処方も中医学の考えを取り入れていますが、風邪で葛根湯を出すこともよくあります。患者から「先生、葛根湯を出してください」とよく希望されることもあり、その人の脈や舌を確認しながら処方しています。

患者をしっかり診て漢方を処方すると、西洋医学の薬でいっこうに良くならなかった症状がぴたりと治まってしまうことがあります。発汗症で日に6回も7回も着替えなければならず困っていた患者の発汗が治まった例や、長年悩んでいたアレルギー症状が治まった例もあります。これが口コミで患者に広まり、漢方を処方してほしいと来院する人もいます。

公立病院で勤務医をしていた頃から漢方を処方しており、あるとき、麻酔科の医師が風邪をひき高熱を出したので独自に漢方を処方したことがありました。すると1日でスーッと熱がひき元気を取り戻しました。そのことがきっかけになり、麻酔科医の彼は漢方にのめり込み、今では日本の漢方の大家になっています。人の人生というのは実に面白いと感じます。

ちなみに中国で医師になるためには中医薬大学を卒業し国家試験を受けますが、そこで教わる漢方は基本的なものにとどまります。私の処方も基本的な知識の範囲を超えるものではありません。真に伝統を踏襲した漢方は、中国でも秘伝となっていて、先祖代々より伝わり、ごく一部の人しか知らないようなベールに包まれたものです。そうした人たちに処方をお願いするのは簡単ではなく、近しい人から紹介を受けなければなりません。

それから余談ですが、中国の家庭に伝わる手法として、風邪のときには蜂蜜や酢の香りをかぐとか、下痢には梅酒を飲むといった民間療法もあります。私自身は今でもこのような民間療法に助けられていますが、さすがに患者には勧めません。

高齢者の半数が自宅での最期を希望している

かつての日本では、高齢者は家族や親戚が集まり看取られるのが当たり前の光景でした。しかし1976年に逆転現象が起こり、2016年の人口動態統計では、病院で亡くなった人の割合は75・8%と、4人のうち約3人となりました。その後は病院で亡くなる人が増え、2005年には82・4%と最大値となっています。しかし、そこから少しずつ病院で亡くなる人が減り、代わって介護施設で最期を迎える人が増加傾向にあります。

この現実をどう評価するかは、一般の人たちの意見を聞くのが妥当です。グラフは内閣府が2019年に発表した60歳以上の人に「万が一治る見込みがない病気になった場合、最期を迎えたい場所はどこか」を尋ねた調査結果です。半数以上の51%が

死亡場所の年次推移

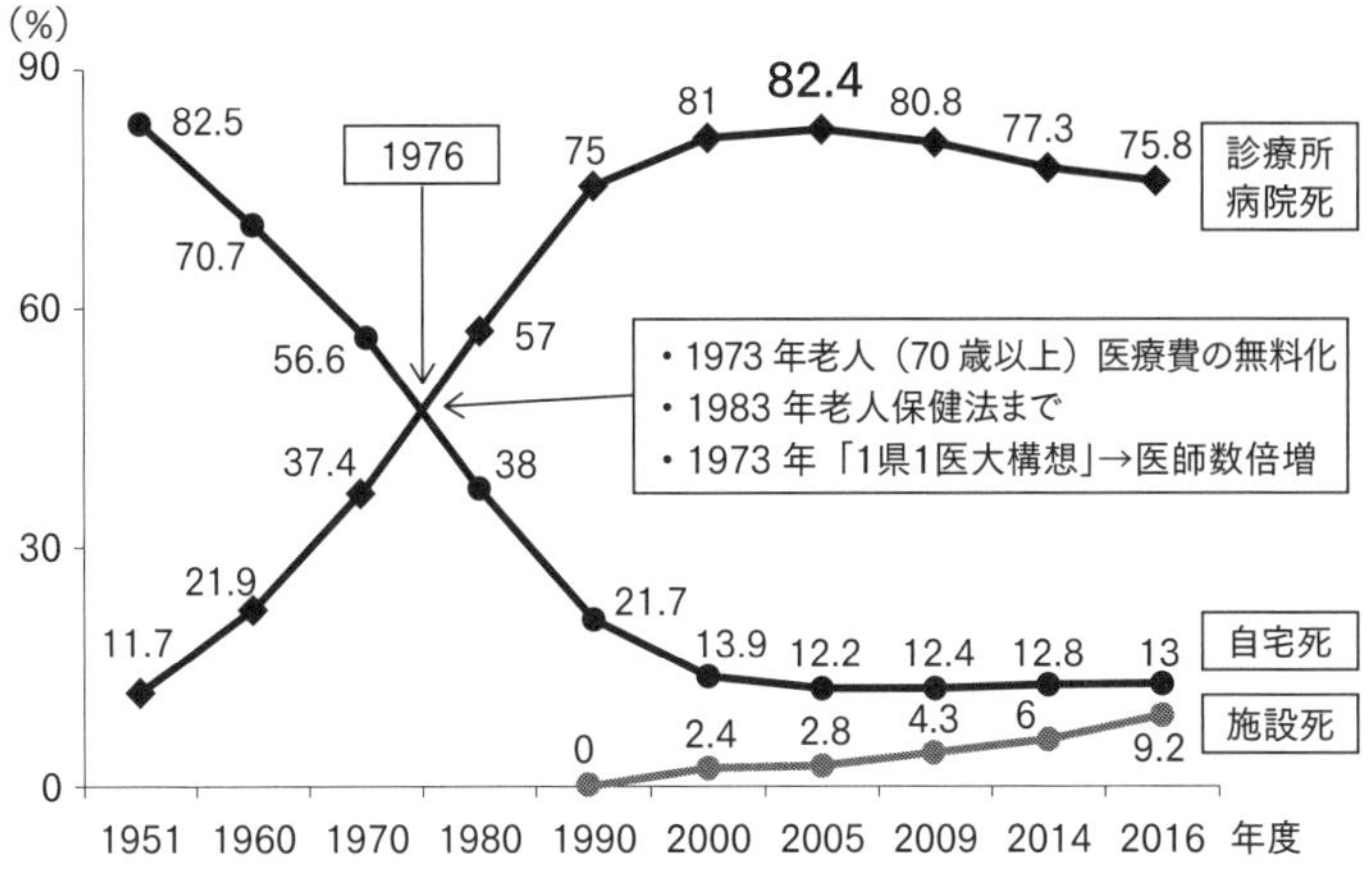

（厚生労働省「人口動態統計」〈2016年〉を基に作成）

完治が見込めない病気の場合に迎えたい最期の場所（択一回答）

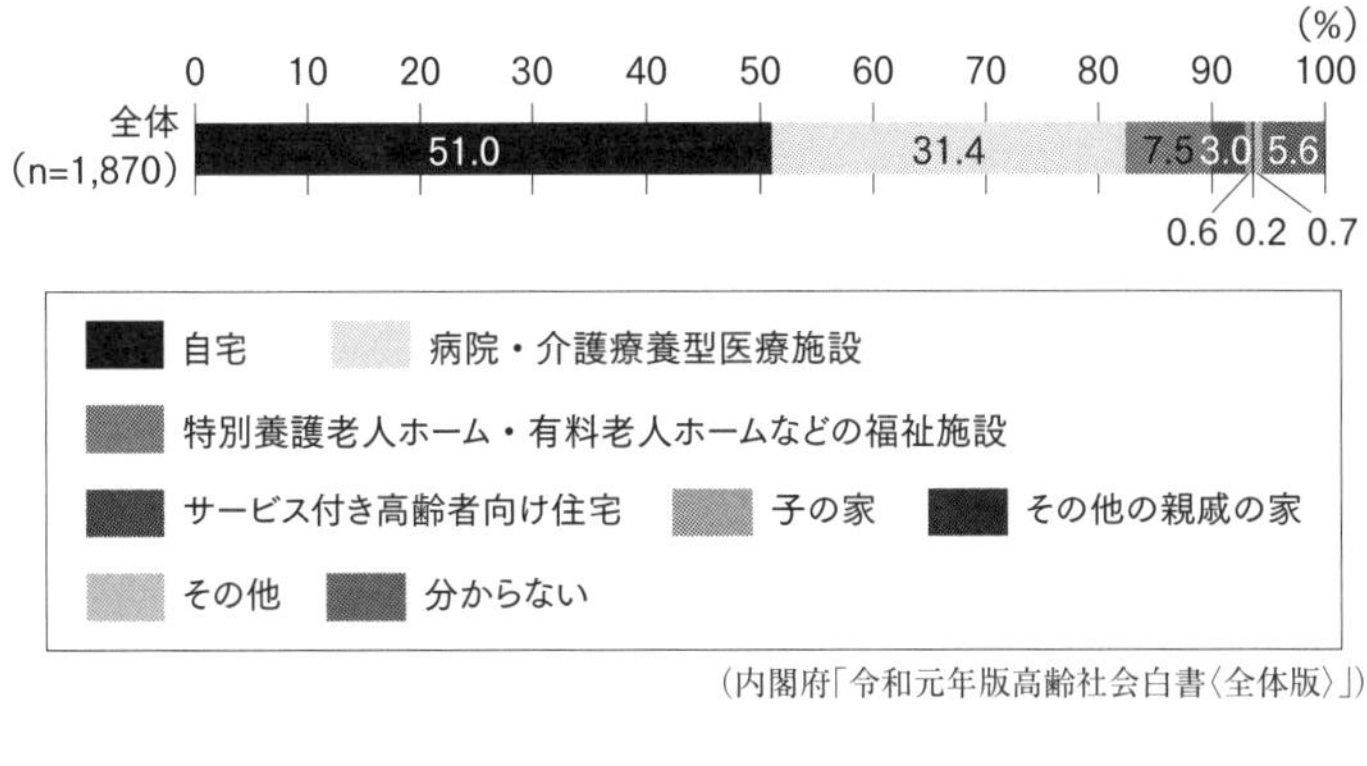

（内閣府「令和元年版高齢社会白書〈全体版〉」）

「自宅」、「病院・介護療養型医療施設」が31・4%、「特別養護老人ホーム・有料老人ホームなどの福祉施設」が7・5%となっています。

つまり、病院のベッドの上ではなく、家族や施設職員など、普段から生活をともにする人に囲まれて亡くなりたいという希望が大きくなってきているのです。しかし現実には8割の人が病院で亡くなっているという事実があるのです。

国も高齢者が自宅や施設で生活できるようにさまざまな手を打っているはずなのに、なぜ結果的に亡くなる場所に相違が生まれてしまうのか。理由はいくつかありますが、最も大きなものは救急車の存在です。

自宅で高齢者の容体が急変したとき、家族に「自宅で看取る」覚悟がなければ驚いて救急車を呼んでしまいます。救急搬送先の病院では「命をつなぎとめる」ことを使命に、あの手この手を尽くして延命をしようとします。本人や家族が「尊厳死の宣言書」と呼ばれる延命を拒否する文書を持っていればよいのですが、「まさかこのタイミングで⁉」というのがたいていのケースです。

結果的に人工呼吸器を装着されて話すことも食べることもできずに、ベッドの上で衰弱していくのを待つことになる。最も望まなかった最期の姿かもしれませんが、日本には安楽死の制度はありませんから、一度装着した人工呼吸器を医師は外せません。

もう一つ、自宅で亡くなるのが難しい理由として、在宅のまま医療を受け続けることが難しい人たちがいる点が挙げられます。自宅で家族が介護していても、定期的に病院やクリニックでの検査や診察が必要になる人も多いはずです。薬を処方してもらうためにも診察は欠かせません。しかし、老々介護や一人暮らしでは通院もままなりません。通院できないなら、検査や治療が随時行える「入院」を選択せざるを得なくなります。そうして退院できないまま最期の時を病院のベッドで迎える人は少なくないのです。

開業前の勤務医時代も「先生、畳の上で死にたいけど入院しないといけないか？」と相談を受けることが数えきれないほどありました。体調が悪化している患者で、点滴や酸素吸入、バイタルチェックなどが頻繁に必要な場合、当時は入院してもらうしかありませんでした。一人暮らしの高齢者であれば「ごめんなさいね、家で何かあったら救急車を呼んでくれる人もいないでしょう」と、入院を勧める以外に手はなかったのです。

こうした「家で亡くなりたい」と希望する人の、当たり前の願いを実現することが開業した私の目標になっていったのです。

かかりつけ医とは患者にとってどんな存在なのか

私は単純な人間なので、目の前の困っている患者さんとその家族のためになることをしたい、ただそれだけの思いで開業医としての務めを続けていました。そうしているうちに、一般的な開業医というだけでなく「かかりつけ医」としての役割を自然と担うようになっていきました。

かかりつけ医には規定された明確な定義はありませんが、基本的には「患者とその家族の健康に関する相談ができる存在」と考えてよいと思います。日常的な体調の不具合を診察し治療するのはもちろん、健康に対する不安があれば相談に乗り、必要であれば精密検査や高度な治療が可能な医療機関を紹介する立場でもあります。

かかりつけ医を持つことは厚生労働省も勧めており、その理由を大きく3つ挙げています。一つは、日頃の心身の状態をよく知っているかかりつけ医は、わずかな体調の変化にも気づきやすく、病気の予防、早期発見、早期治療が可能になる点です。

二つめは、それまでの病歴やアレルギーなどの体質を理解しているので、適切な診断や治療、生活上のアドバイスができることです。予防接種や投薬の履歴もカルテに記録されているので、患者本人が忘れてしまっている情報も得られます。

そして三つめは必要に応じて適切な医療機関を紹介できる点です。大病院に初診で受診する際、初診料等の診療費とは別に「選定療養費」の負担が発生しますが、かかりつけ医やほかの医療機関からの紹介状があれば必要ありません。かかりつけ医が適切に判断し、検査や高度医療が必要であれば紹介状を書くというシステムは、医療資源の節約としても非常に大切なことです。

さらに私なりにかかりつけ医のメリットを付け加えるなら、重複服薬や残薬を減らせる点、そして患者を取り巻く家族の心のケアができること、さらに暮らしの環境まで踏み込んだ生活習慣のアドバイスが可能なことも挙げたいと思います。

かかりつけ医には正式な定義がないのですから、かかりつけ医と名乗ることはどんな医師でもできますが、私が付け加えたメリットを患者に寄与できることが真のかかりつけ医だと私は考えています。患者に信頼されるかかりつけ医になるためには、常に学ぶ貪欲さと、真摯に医師として働いた経験が必要になってきます。


海外ではかかりつけ医が制度として確立している国も散見されます。例えばイギリスでは税金から捻出される国民保健サービスが存在し、かかりつけ医に無料で診察してもらうことができます。ただし、利用するためにはかかりつけ医として正式に登録している医師が勤務する診療所に「自分のかかりつけ医はここ」と登録する必要があります。病気やケガをしたときには、登録したかかりつけ医を最初に受診しなければならず、その都度医療機関を変えることはできません。

検査、投薬、手術、入院などは、すべてがかかりつけ医の紹介によって行われ、ある程度の治療が完了すれば、その後の診察は再びかかりつけ医が行う仕組みになっています。患者の健康を左右する、医療の舵取りをかかりつけ医が行っているのです。

オーストラリアもかかりつけ医制度が発達した国の一つです。イギリスとは違い、自分で決めたかかりつけ医以外での受診も認められていますが、国民の多くは基本的にかかりつけ医で治療を行っています。かかりつけ医の根付いたオーストラリアでは、かかりつけ医の医師としての評価が高いのはもちろん、かかりつけ医の指示でケアを行う看護師の質が高いことも知られています。大病院で高額な医療費を払うより、かかりつけ医に診てもらうほうが安心と感じる国民が多いとも聞きます。

イギリスもオーストラリアも、かかりつけ医制度が発達した背景には、電子カルテの情報が共有されている点が挙げられます。各医療機関で行われた検査や治療の過程と結果を記載した電子カルテを、すべての医療機関が共有できるようになっており、医師が変わっても治療の継続がしやすくなっているのです。

日本ではセカンドオピニオンを利用した場合には、紹介状という形で治療の詳細を医師同士が共有しますが、まったく別の医療機関に患者のカルテを開示することは基本的にありません。個人情報保護の観点から、日本ではハードルが高そうに思えますが、個々の健康を支えるため、そして医療費を削減するためにも、マイナンバーカードなどを利用した電子カルテの共有は、日本でも今後の課題になっていくかもしれません。

患者の需要に応えることが医師としての使命

自分が「かかりつけ医」であるのだと、強く認識させてくれた患者との出会いがあります。

開業して間もない頃、クリニックから数分のところに20代の男性患者が住んでいましたが、その人は事故で脊髄を損傷して首から下がまったく動かず、呼吸器を装着していました。

母親が在宅で介護をしていましたが、呼吸器のつなぎ口の交換や薬の処方が必要です。今はコンパクトな呼吸器もありますが、当時の呼吸器は非常に大きな機器でそのまま外出するのは困難でした。首元に穴を開けて管を通し、大きな機器とつなぐ仕様になっていたからです。

何百万円もする呼吸器をリースするには総合病院の医師を主治医にしておかなければなりません。薬をもらうためにはその病院へ定期的に通院する必要もあります。当時は「在宅医」という仕組みはありませんから、なんとかして母親が総合病院まで連れていくしかなかったのです。体の動かない成人男性を車いすに乗せ、病院に連れていく苦労は並大抵ではなかったはずです。

母親から相談を受けた私はかかりつけ医になることを約束しました。総合病院の医師と相談して、私が機器のリースの窓口になり、毎週木曜日の午後、クリニックが休診となる時間帯に往診するようになったのです。処方箋も発行し、近所の薬局で母親が受け取れるように手はずを整えました。

こうして私がかかりつけ医として往診を始めるきっかけが生まれました。その後、彼の主治医であった総合病院の医師から、別の患者の紹介が来ました。脳梗塞の高齢男性を妻が介護しているケースで、老々介護の厳しい状態だと言います。ガーゼ交換や痰の吸引が必要だが、病院に連れていく体力が妻にはない。それでも本人も妻も入院は拒否し、家で看たいと言うのです。

どうしようもなくなったら入院してもらうことを約束したうえで、私はこの患者のかかりつけ医にもなりました。当時、在宅医という考えはありませんが24時間、医師が電話対応するシステムはあったので、365日24時間、何かあったら私に電話してくださいと伝えました。

電話で指示できることは電話で、どうしても往診しなければならなければ夜中であろうと正月であろうと訪問すると私は決めたのです。

当時、私のように訪問診療をしている医師が地域にはほかにいなかったので、私のやっていることが徐々に広まり、家で過ごしたいと願う重い病の人や高齢者からの連絡が次々と入ってきました。

とはいえクリニックの医師は私一人ですから、受け入れられる患者数には限界があります。そのうちに近所の訪問看護ステーションから声をかけてもらい連携をスタートしました。看護師にできる処置はそちらに任せられるので、対応できる患者数も増加していったのです。

ドクターショッピングや大病院信仰を続ける弊害

私が目指していた医師のカタチは「かかりつけ医」でした。一方で、一人の医師の診断では納得できないと考える患者もいます。最初に診察をしてもらった医師の診断や治療方針に納得がいかず、２カ所目の医療機関を訪れても同じようなことを言われ、３カ所、４カ所と次々に医療機関を渡り歩く、いわゆる「ドクターショッピング」の状態です。洋服などを買う際に、自分の気に入るものを探し求めてさまざまな店をのぞくことになぞらえた言葉です。余命を宣告されたり、原因が分からないと言われてしまったりすると、「きちんと調べてくれる医師がいるはずだ」「もっと良い治療方法があるはずだ」と考えてしまう気持ちはよく分かります。

私の患者にも「先生の言っていることは本当なの？」「ほかにも治療法があるのでは？」と不信感を口にする人は少なからずいます。口には出さなくても心の中で思っている人は、さらにたくさんいると考えられます。自分や家族の命に関わる話ですから、一人の医師の判断に一任するというのは不安でしょうし、すぐには信じられない気持ちも十分理解できます。

しかし、西洋医学を学んでいる医師は基本的にガイドラインに沿って疾患の認定を行い、治療を施します。検査数値がこのラインを超えたらこの薬を使う、手術を勧める。反対に症状があっても、検査結果がこれ以下なら強い薬は使わないなど、基本的な医療知識を持った医師であれば、診断や治療に迷わないような仕組みが整っているのです。

もちろん医師によって言葉の選び方は違いますし、話すときの表情も異なりますから受ける印象には差が生まれるかもしれませんが、基本的な診断のライン、提案する治療方法はだいたい同じになるのです。

近年はセカンドオピニオンを行う患者も増えているので、複数の医師の診断を受けることが大切と考えている人もいると思いますが、セカンドオピニオンは主治医を変更するとか、転院するためのものではありません。主治医からもらった紹介状や検査データを別の医師に見てもらい、治療計画に別の意見がないかを確認する作業です。

主治医もセカンドオピニオンを受けた医師も、互いをリスペクトしたうえで意見交換をするのです。

ドクターショッピングをしても、同じ検査を繰り返すばかりで時間とお金を無駄にするだけのことが多いです。多くの医師に同じ話をされ、結局、西洋医学では治らないと打ちのめされ、科学的根拠のないカルト的な治療にお金を捨ててしまう人もいるので注意してほしいと感じています。

また、大きな病院のほうが質の良い治療をしてくれる、長生きさせてくれると信じて疑わない「大病院信仰」の患者や家族もいます。確かに大きな病院には偉そうな肩書きのついた医師がいて、手術などの治療の実績数が公表され、さらに高額な医療機器や検査機器が導入されていて、誰もが素晴らしい治療が受けられると錯覚してしまうのかもしれません。

しかし実際は、本当に高度医療が必要な患者以外は、大病院以外のほうが丁寧な診察をしてもらえるケースが少なくありません。そもそも大病院では経験の少ない医師が開業までの勉強として外来や宿直の仕事を行っています。教授クラスの外来を希望したとしても、多忙な教授は診察を担当する曜日や時間帯が限られていたり、予約が詰まっていたりしてすぐには診てもらえないケースもあります。

もたもたしているうちに病状が悪化してしまう可能性もゼロではないのですから、大病院にこだわるよりも地元のクリニックの医師にまずは相談をする、そして不安なことを吐き出して、どんな検査や治療が向いているのかをともに考えるのが得策ではないかと私は考えています。

2016年4月からは診療報酬の改定により、クリニックなどの紹介状なしで大病院を受診すると、初診時に5000円以上、再診時に2500円以上の追加料金を徴収されるようになっています。この追加料金がかえって「大病院はすごい」という気配を醸し出してしまっているのかもしれませんが、クリニックでは大病院での検査や治療が必要であれば紹介状を用意してもらえます。大病院に執着しすぎないのは、賢い患者になるポイントです。

もちろん、かかりつけ医では詳しく語れない疾患もあるので、そのような場合には、地域のかかりつけ医同士が連携し、大病院へつなぐ前に地域の専門クリニックを受診してもらうのが理想と私は考えています。専門クリニックの医師が診断と治療のできる範囲であれば、大病院へ行かなくても済みます。高齢の患者は大病院の長い待ち時間だけでも心身の疲労を大きく感じるものです。患者の負担を軽減するためにも、地元のクリニック同士の連携は、今後さらに重要になってくるはずです。

かかりつけ医という一人の医師が中心になりながらも、地域のクリニックの医師たちの知恵と経験を集めて一人の患者を支えていく。そうしたシステムが今後求められる地域包括ケアを推進するカギとなるのです。

介護保険の運用が順調に進む日本

日本の地域包括ケアシステムの機能が今日まで順調に進んできた大きな要因は、介護保険制度の成功にあると私は考えています。周知のとおり、日本には医療保険のほかに介護保険も制度化され、高齢期の暮らしを支える重要なファクターとなっています。財源は半分を公費と税でまかない、残りの半分には40歳以上の人が負担する保険

介護産業の市場規模の推移

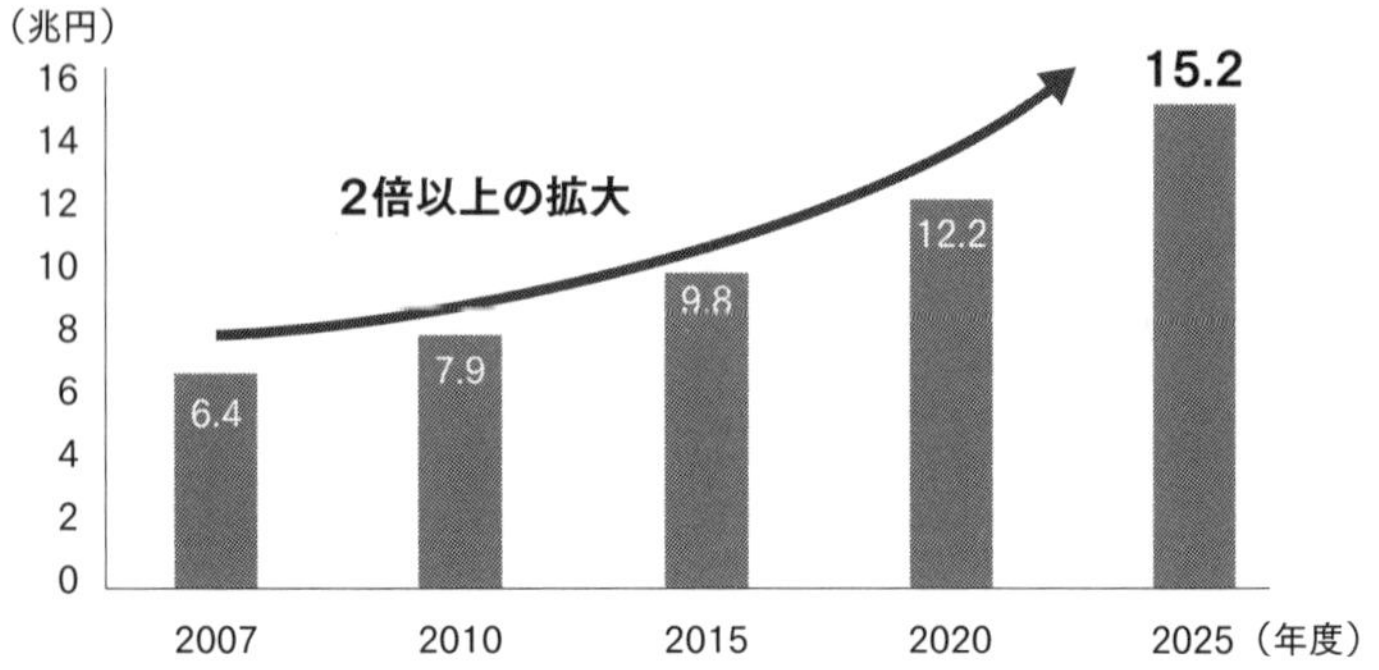

(みずほコーポレート銀行資料を基に作成)

料が充てられています。2000年4月に施行されたこの制度は、わずかな負担でさまざまな介護サービスを受けられる世界でも珍しいものです。

それまでは自治体が介護施設などに支援する形で行われてきたものを、個人レベルで直接支援してもらえるようになったことは、在宅や介護施設で療養する高齢者にとって非常に大きな助けとなっています。国は介護保険制度の導入に伴い、民間の介護にまつわるサービスを多種多様につくり、高齢者にとって有益なだけでなく、介護市場を経済的にも国の重要な存在として位置づけました。

その結果、居宅サービスの利用者が増え、有料老人ホームやグループホームへ入居する高齢者も増加しました。入居先で利用する各種サービスの利用も相乗効果で増え続け、介護市場は右肩上がりとなっています。みずほコーポレート銀行（現みずほ銀行）の調査によれば、２００７年に62・９兆円だった高齢者向け市場は、２０２５年には１０１・３兆円にまで伸びると予測されています。特に介護産業は２００７年から2倍以上の伸びとなり、15・２兆円に上るとの見解です。

高齢化が進むなか、このように伸びてきた要因は、国が介護保険制度を少しずつ見直し、経済的な破綻を起こさない工夫をしてきた成果でもあります。当初は誰もが同じように介護保険を利用できていましたが、２００５年に「要支援１・２」を設定し、介護度によって介護報酬や利用できるサービスに差をつけるようにしました。介護予防を名目に、軽要介護度の人たちはサービスの対象外とする、施設介護の食費や居住費の自己負担を増やすなどして、介護保険料の逼迫を防いできたのです。

また、地域包括ケアシステムの導入により、在宅介護を地域内で支える仕組みも整い、ケアマネジャーを中心に介護保険をより有効に無駄なく利用できるようにもなってきています。もちろん、今後、高齢者はまだまだ増加します。反対に介護保険料を払う40歳以上の現役世代の人口は減少していくのは明らかですが、今のところ介護保険の運用が破綻せずに継続されている現実は、日本が社会全体で高齢者介護を考える目線を持ち続けているからにほかなりません。

日本の地域包括ケアシステムを改良して国内に適用する中国の取り組み

私が日本の医療制度の中で新たな一歩を踏み出し、かかりつけ医として働き方を模索していたその頃、中国でも急速な高齢化に向けての準備が進められてきました。「一人っ子政策」の影響もあり、伝統的な子世代による親の家族介護モデルが持続できなくなったことが背景にありました。

一人っ子政策は1979年、原則として1組の夫婦につき子どもは1人だけに制限しようと導入されました。当時、中国の人口が2050年に40億人まで増えると予測され、食料不足への懸念が強まったためです。一人っ子政策は、伝統的に老後の世話をしてもらうために子どもを育てる「養児防老」の考えが根付いている中国国内で反発を招きましたが、政策は強引に進められました。

それでも都市部を中心に一人っ子政策の効果は表れ、１９８７年に２５００万人を超えていた出生数は、20年後の２００７年には約１６００万人まで減少しました。少子化が進んだことで人口動態も大きく変化し、一時的には生産活動を中心となって支える15～64歳、いわゆる「生産年齢人口」の割合が増加したため、経済発展に有利な状況をつくることに成功したかと受け止められた時期もありました。

しかしこうした状況が長くは続きませんでした。医療水準の向上もあって高齢化が加速し、生産年齢人口の割合は２０１３年をピークに低下傾向に転じました。中国政府や中国国民も一人っ子政策を打ち出したときから、いずれ少子化から高齢化に転じる茨の道を予測していたはずですが、目先の人口増加の抑制を優先させた結果でした。その後、中国政府は２０００年代に入ってから一人っ子政策を緩和し始め、２００2年9月には地域ごとに一定の条件を満たせば第二子の出産が認められるようになりました。２０１３年11月には、夫婦どちらかが一人っ子の場合には２人

中国の人口比率と高齢化率

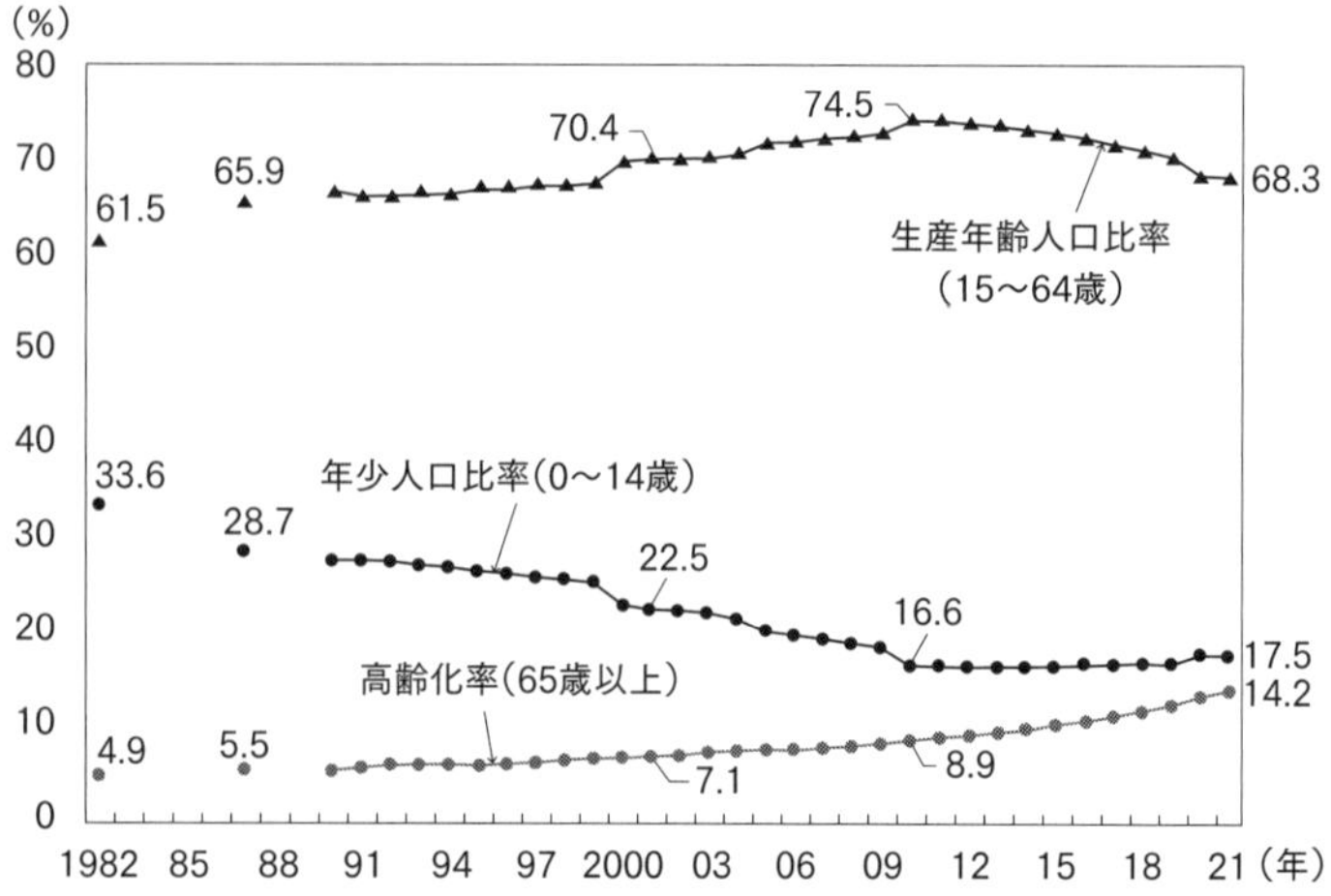

(中国国家統計局のデータを基に作成)

目の出産が認められることになり、2016年1月にはすべての夫婦に対して第二子を認める「二人っ子政策」が実施され、一人っ子政策は廃止されています。

この政策によって少子化が進むと同時に高齢化も加速してしまい、2020年11月1日時点で、65歳以上の高齢者数が総人口に占める割合（高齢化率）は13・5%を占め、2021年時点で14・2%へと上昇しています。

中国における高齢化に向けた取り組みとしては、「養老サービス業（高齢者のために、日常生活上の世話・介護・看護サービスを提供し、高齢者の生活上の需要に対応するサービス業）の促進に関する意見」、2008年には全国老齢委員会弁公室が「居宅高齢者サービス事業の全面的な推進に関する意見」、2011年3月には国務院が「国民経済と社会発展第12次五ヶ年計画要綱」、さらに民政部が「社区高齢者デイケアセンター建設基準」を公布しました。

目標とするのは在宅介護を基本としながら、施設が在宅を支える高齢者向け社会サービスシステムであり、これらは日本の地域包括ケアシステムと共通した考えが取り入れられています。

加えて、介護状態になっても住み慣れた地域で自立した生活を送れる社会システムを構築するために介護保険の導入にも取り組んでいます。2016年には上海や青島などの15都市で介護保険を試験的に導入し、2020年には全国で介護保険を導入する計画でした。しかし課題が多いためいったん見送られ、2025年の全国展開を目指して準備を進めています。

課題の第一は財政面です。試験的に導入した地域の多くは既存の公的医療保険の積立金を介護保険の運用に転用していますが、実際に各地で運用するにあたっての安定した財源の確保に苦戦しているのです。

また介護保険の給付対象についても調整が必要です。試験期間中は、都市の会社員が加入する都市職工基本医療保険の加入者を介護保険の対象者に絞り、給付対象は全面的な介護や介助が必要な重度の高齢者と重度の障がい者としました。しかし全国展開するとなれば、給付対象を広げなければならず、その財源についても検討が必要です。介護保険の運用は民間保険会社に業務を委託している地域が多いのですが、支払われる費用が確定されていない点も問題視されています。

世界的に見ても介護保険を導入している国は決して多くありませんが、日本の介護保険制度を参考にした介護保険の全国展開の完成を待ち望みたいと異国の地から願っています。

日本で患者が適切なメディカルケアを受けることができない理由

高齢化の推移と将来推計

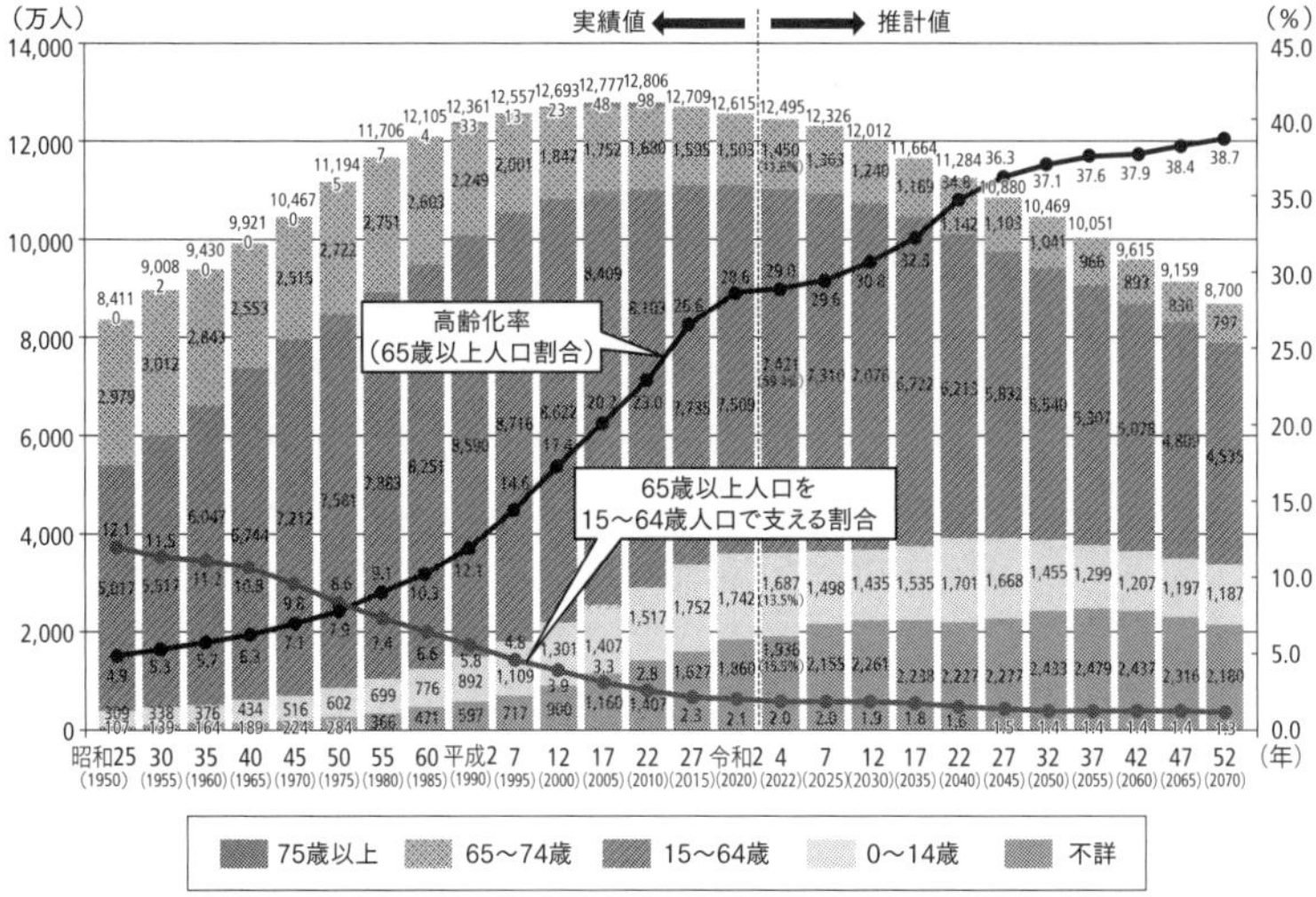

（内閣府「令和5年版高齢社会白書」）

　２０２４年現在、日本の地域医療は切羽詰まった状況に陥っています。今のまま高齢化が進んでいけば、２０２５年には高齢化率は約30％に、さらに２０４０年には約35％になると推計されています。

　そうなると問題になるのは医師不足です。

　ヨーロッパ諸国を中心に日本、アメリカを含めた38の先進国が加盟する国際機関、ＯＥＣＤ（経済協力開発機構）の加盟国全体では、人口１０００人当たりの医師数は平均3・6人ですが、日本は2・5人と大きく下回っています。

しかも、国民皆保険制度の恩恵もあり、日本は海外に比べて一人が受診する外来診察回数が多いという特徴があります。結果として少ない人数の医師が多くの患者を診なくてはなりません。

「令和3年度女性医師支援担当者連絡会」で北海道大学の岸玲子教授は「医師の働きかた改革　日本医学会連合からの報告と提言」の中で、日本の一般労働者と医師では、平均労働時間に大きな差があると報告しました。

労働時間が週60時間を超える比率は、一般労働者では14・0%なのに対し、医師は41・8%、週75時間を超える比率は一般労働者の2・6%に対し、医師は17・2%と約6倍です。この数値は過労死の認定基準の一つとされる「1カ月の時間外労働80時間」を超えており、医師が過酷な労働状況にあるのは明らかです。

海外に目を向けてみると、ドイツ、フランス、イギリスなどは25～54歳での男性医師では週55時間以下、女性医師では週50時間以下で、アメリカも男性医師が週51・7時間、女性医師は週44・4時間となっており、いずれも日本の医師の労働時間を下

都道府県(従業地)別にみた医療施設に従事する人口10万対医師数

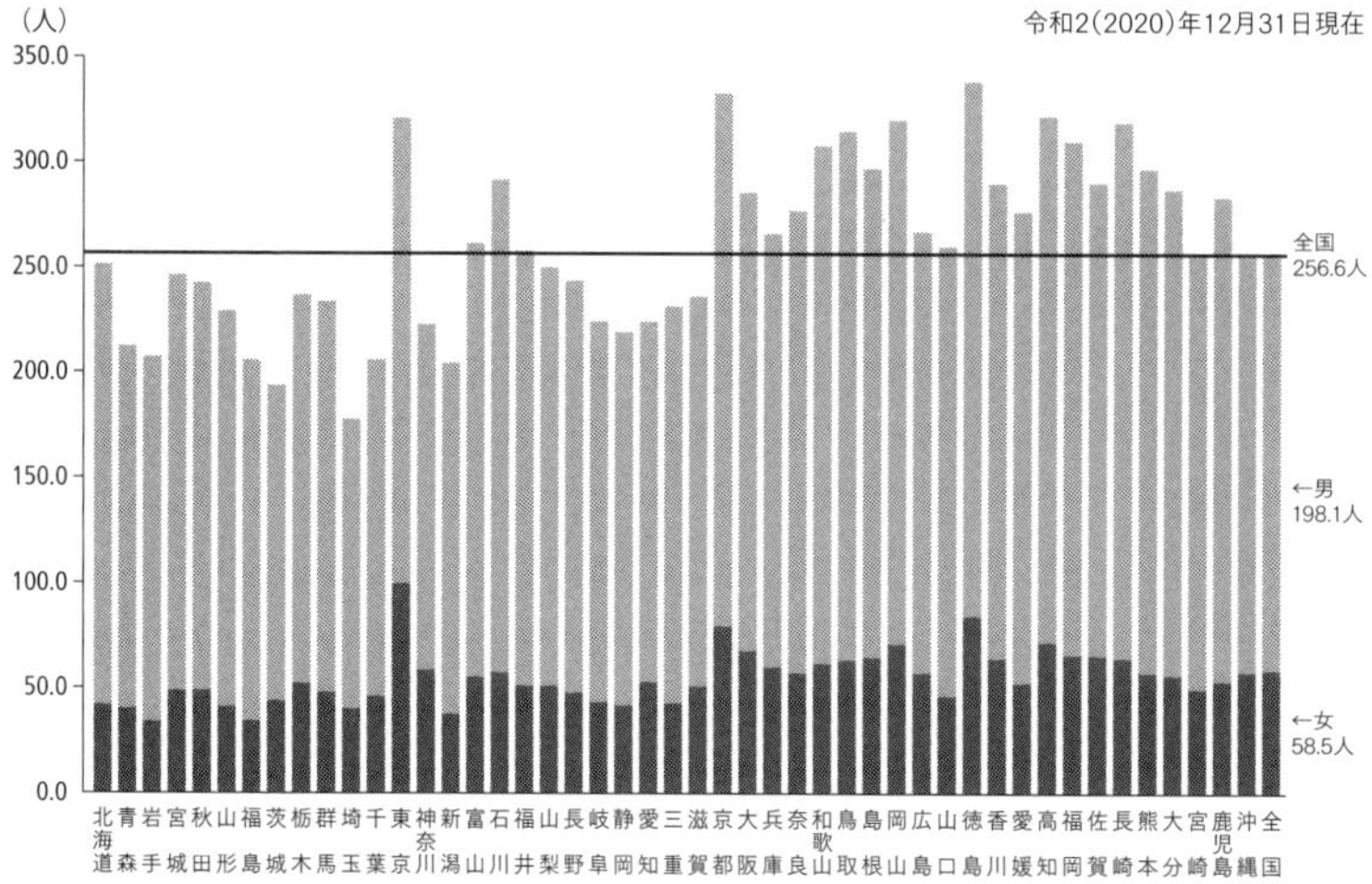

（厚生労働省「令和2〈2020〉年医師・歯科医師・薬剤師統計の概況」）

回っています。

岸教授はこのような労働環境が続けば、脳血管疾患や抑うつ症状を引き起こしやすく、飲酒量の増加につながる可能性が大きいと指摘しています。過酷な労働に疲弊して退職する人、自らが病に倒れ医師として働けなくなる人も増えますし、そもそも厳しい労働条件である医師という職業を選択する若者が減少してしまう可能性も高まります。

子を持つ医師に対しては、男女を問わず育児期や学童期の労働環境の整備、夜間休日の時間外業務や時短勤務などの配慮が必要になりますが、なかなか現実的なシステムとして構築されていません。そのため、近年増加している女性医師はある程度のキャリアを積んでも、出産後に退職せざるを得ないケースが多く、結局は医師不足を加速させてしまっているのです。

医師の数という点では、地域差も見過ごせない問題です。

厚生労働省の2020年末のデータによると、人口10万人当たりの医師数が最も多い都道府県は徳島県で338・4人、次いで京都府、高知県と続きます。反対に医師が最も少ないのは埼玉県の177・8人で、最多の徳島県と最少の埼玉県では1・90倍の差となっています。地域差が生まれる要因は、大都市であるかどうかが一つと、研修医を受け入れる大学病院や大規模病院の数に関係します。当然、需要と供給のバランスが取れていないエリアでは、一つの医療機関に集まる患者数がキャパオーバーし、受診が困難になるケースも出てきます。

このように現状の医療現場は、国民に対して十分な医療を提供できない切羽詰まった環境となってきているのです。今後在宅医療や地域医療のニーズがますます高まるなか、医師の労働環境の改善や女性医師が働きやすいシステム作りも進めて医師不足解消に努める取り組みが急務となっています。

国が在宅医療に求める医療機能は退院支援・療養支援・急変時の対応・看取り

開業医になり、私がすでに在宅医療に取り組み始めたあと、国から在宅医療の充実に向けた取り組みが発表されました。

国は在宅医療の体制構築に当たって、在宅医療を担う医師らに対し、４つの場面での医療機能の確保が必要だとしています。

①　退院支援
②　日常の療養支援
③　急変時の対応
④　看取り

在宅医療の提供体制に求められる医療機能

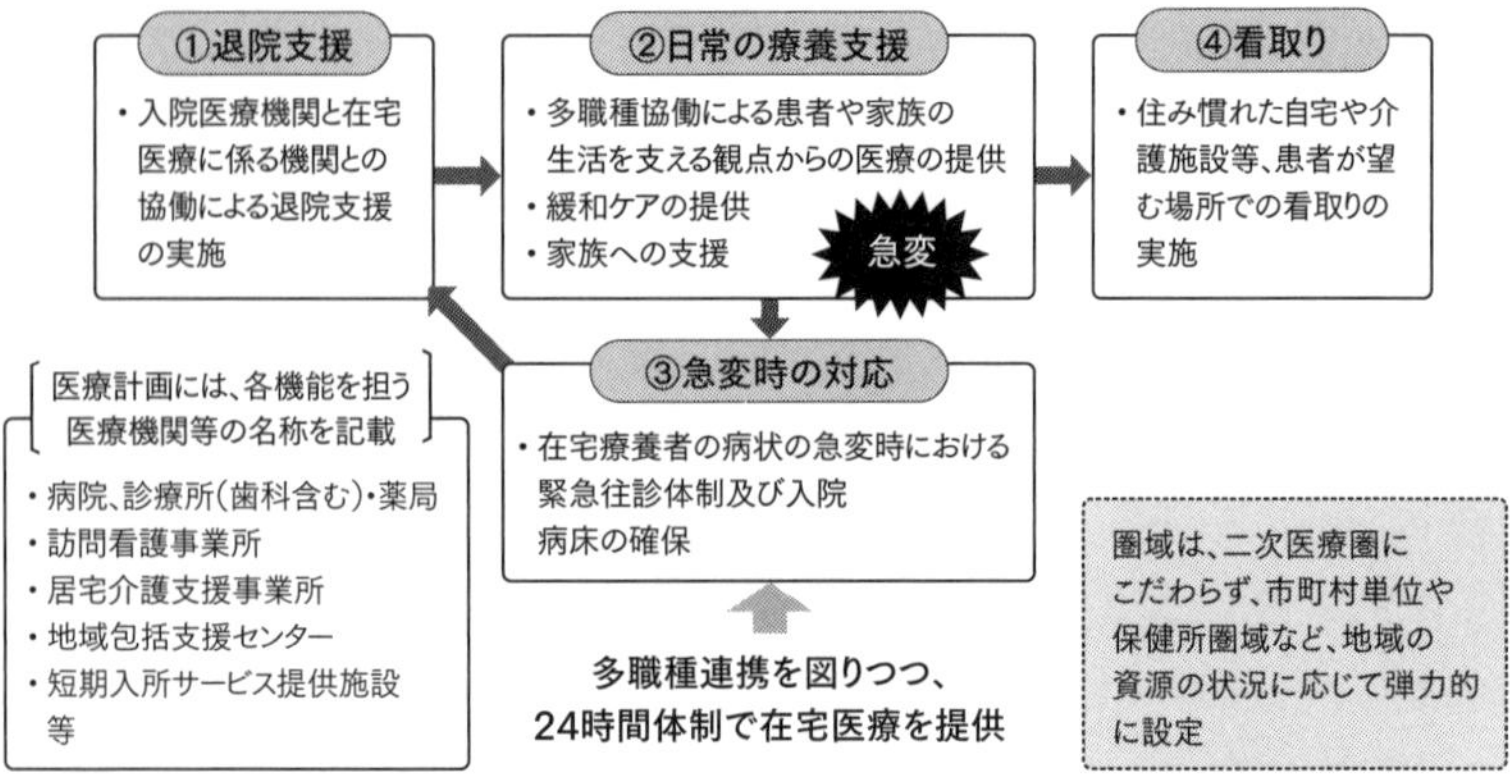

①退院支援
・入院医療機関と在宅医療に係る機関との協働による退院支援の実施
②日常の療養支援
・多職種協働による患者や家族の生活を支える観点からの医療の提供
・緩和ケアの提供
・家族への支援
急変
④看取り
・住み慣れた自宅や介護施設等、患者が望む場所での看取りの実施
③急変時の対応
・在宅療養者の病状の急変時における緊急往診体制及び入院病床の確保
医療計画には、各機能を担う医療機関等の名称を記載
・病院、診療所(歯科含む)・薬局
・訪問看護事業所
・居宅介護支援事業所
・地域包括支援センター
・短期入所サービス提供施設等
多職種連携を図りつつ、24時間体制で在宅医療を提供
圏域は、二次医療圏にこだわらず、市町村単位や保健所圏域など、地域の資源の状況に応じて弾力的に設定

（令和4年度老人保健事業推進費等補助金〈老人保健健康増進等事業分〉）
「PDCAサイクルに沿った在宅医療・介護連携推進事業の具体的推進方策に関する
調査研究事業」オンライン研修「事業マネジメント力を高めよう」_知識編Ⅲ_資料2）

　在宅医療と聞くと「家で看取る」ことをピンポイントで想像する人もいるかもしれませんが、入院していた病院と連携して退院して自宅で療養できるように準備を整える、家で生活するために必要な医療を提供する、家庭内で過ごしやすくするためのアドバイスをするといった家族への支援も、重要な仕事の一つになります。

　この4つの場面での医療機能の確保は、医師だけでは困難です。例えばリハビリや訪問介護が必要になるケースでは、ケアマネジャーが中心となって医療と介護のスタッフをまとめ、患者にとってより良い療養が可能となるチームをつくる必要があります。時には医師がイニシアチブを取りながら、24時間365日、患者が自分らしく生活できるように導きます。

患者の急変に対応するために訪問看護と協力しながら体制を整え、入院が必要になった場合には病床を確保できるよう、地元の大病院との連携は常に取っておく必要もあります。看取りの段階に入ったら、患者ができるだけ苦しまないように医療で支え、いつその時がきても家族が慌てないよう、家族との話し合いも含めて準備をしていかなければなりません。

そして、私自身もそうでした。日常からの在宅医療の機能の確保はもちろん、患者に看取りの時が訪れても自分なりの医療を提供できるよう、改めて一日一日を大切に患者や家族と向き合いました。

第3章

異邦の医師が地域の患者と日本の医療制度の懸け橋に

24時間365日、患者に頼られるかかりつけ医になる――

高齢者が求める地域医療、在宅医療を実現するために

恵まれていたと思いますが、開業して1年でクリニックは軌道に乗り、冬場は1日120人くらいの患者が来院するようになりました。医療コンサルタントに「中国のなまりが強く患者は集まらない」と言われたことなどまったく気にする必要はなく、朝から夕方まで患者が次々と来院したのです。2月に開業して12月には借金をすべて返すことができるほどで、実際には銀行とのお付き合いで完済はしなかったのですが、それくらい勢いがありました。

なぜそこまで患者が増えたのか自分で分析してみても、正直、明確な答えは今でも出せずにいます。ただ、患者からよく言われたのは「先生は患者の話をよく聞いてくれる」という言葉でした。そう言われても、私には何のことかよく分かりません。当たり前に患者と患者の家族の話を聞き、分かることを答えていただけです。

例えば高齢の夫婦が診察に来た際、患者は夫、しかも少し認知症が認められた場合

には、患者だけでなく妻にも「奥様は困っていることはないですか？」と声をかけていました。初診時は緊張しているので「大丈夫です」とたいてい答えるのですが、2回目以降の診察で同じことを質問すると「実は、夫が薬を飲まなくて困っています」「薬を飲ませたかどうか、私自身が分からなくなってしまうことがあります」といった情報を得られることがあります。

病状によっては毎日の投薬が非常に重要な場合もありますから、薬を飲めていない、あるいは飲ませすぎているのは大きな問題です。そこでお薬カレンダーを勧める、さらに困っているのであれば薬局に相談して1回に服用する薬を一包化してもらったこともあります。今は医師が指示を出せば、外来服薬支援料として薬局が料金を加算して行える業務になっていますが、当時は薬局にとってメリットのない時代です。薬局には時間がかかる作業で迷惑をかけたかもしれませんが、近所の薬局とも連携を取ってお願いしていました。

内科に来院する患者の年齢層が幅広いのは確かですが、比率でいえば圧倒的に65歳以上が多くなります。新型コロナウイルスの流行以降は若い層も多く来院するようになりましたが、今後落ち着けば高齢者が患者の多くを占めるようになるはずです。

ですから地域医療は「高齢者にとって」良い医療でなくてはならないと私は考えています。現役世代とは異なり、会話するのは家族だけ、一人暮らしであればほとんど口を開かない日のある人もいます。そういった人たちが安心して話ができる、相談できる存在であることが地域医療の医師には大切となります。

在宅医療に関しても同様で「病気を診るために往診をする」というよりは「その人を見る」というスタンスが必要です。在宅医療を利用する患者は高齢者、もしくは重病や障がいを抱えた人です。命の終わりが近づいている人も少なくありません。特に高齢者の場合には治療をしても完治する見込みは少なく、病気と付き合いながら生活の質をどこまで維持できるかが重要です。そしていずれ迎えなければならない「死」に対して、患者本人と家族がどう向き合うかも医師が関与しなければならないと私は考えています。

例えば1日でも1秒でも長く生きていたいのか、食べられなくなったらどうしてほしいか、最期の時をどこで迎えたいかといったことを患者と家族が考え、決められるように導き、出した結論に対してできる限り関わる必要があります。「亡くなるためのお手伝い」と私は呼んでいるのですが、どう死ぬのかというのは人間にとって最終的な目標だと思うのです。

人は誰でもいずれは亡くなります。その時に向けてお手伝いをする覚悟があるかどうか。在宅医療に携わる医師、看護師、介護士になくてはならない心構えと考えています。

1年365日、1日24時間、患者のために稼働する

今でこそ、地域包括ケアシステムの構築が進み、高齢者を受け入れる介護施設や高齢者住宅が充実していますが、私がクリニックを開業した当時は高齢者の人数に対して介護施設は圧倒的に不足していました。

特別養護老人ホームは何百人という順番待ちも珍しくなく、有料老人ホームは入居金が高額で一般の人の入居は難しい状況でした。何らかの病気があり、自宅での生活

が厳しくなれば病院に入院するというのが基本でした。

高齢者の入院については、制度の呼び方や入院できる条件、診療報酬などが時代に合わせて改定されてきた歴史があります。

1973年に老人福祉法が改正され、高齢者の医療費が無料化されました。そのために「老人病院」が増加しましたが、医師や看護師の配置の薄い病院が目立ち社会問題となりました。

1983年には老人病院を「特例許可老人病院」として、医師と看護師の配置を減らし、介護職員を多くするなどの措置が取られました。診療報酬を一般病棟よりも低く設定し高齢者の負担を軽くするかわりに、過剰な治療をできる限り減らし、入院患者の看護と介護が充実するように考えられたものです。

その後、一般病院に長期入院する患者が増えすぎてしまったため、1993年には長期の療養を必要とする患者の病床「療養型病床群」が創設され、さらに2001年には療養型病床群と特例許可老人病院を再編し「療養病床」に一本化されました。療養病床は医療保険の対象となる「医療療養病床」と、介護保険が適用される「介護療養病床」の2つに分けられます。

病院でも介護施設でも長期療養ができる仕組みが出来上がったわけですが、いざ運用を始めてみると、どちらの施設でも医療の必要な患者と、それほど必要としない患者が混在しているケースが多いことが判明しました。さらに問題となったのは、介護療養病床を持つ介護施設の入所者のほとんどが医療をあまり必要としていない高齢者で占められ、長期の入所になっている事実です。

そこで、国は介護療養型医療施設の廃止を提案し、2018年には介護医療院を新設しました。介護医療院では医療を提供するだけでなく、生活のサポートの役割も担います。介護療養型医療施設で一部の施設しか行っていなかったレクリエーションや行事などを開催し、社会とのつながりを機能の一つとして導入する形となっています。介護療養型医療施設の廃止は当初、2017年を期限としていましたがスムーズな移行が難しく、現段階では2024年度末を最終的な全面廃止時期としています。

こうした一連の流れを見ると、わずかな医療処置が必要というだけで、行き場をなくしてしまった高齢者が、医療療養病床を持つ病院や介護療養型医療施設を利用していたことが分かります。病院やクリニックに通わなくても、自宅で医療が受けられ、投薬をしてもらえれば、本来自宅で過ごせるはずだったのに、自由も楽しみもほとんど与えられない場所で最期の時を過ごしてきていたのです。

そもそも私は「在宅医療をやろう」との志を高くして開業医になったわけではありません。クリニックに来院する多くの高齢者が「自宅で過ごしたい」と口にするのを聞いているうちに、ごく自然に「そうなっていった」というのが正直なところです。

容体の急変で救急搬送され、急性期病院で胃ろうをつけられてしまった、脳梗塞で半身まひになり通院が厳しくなってしまった、痰の吸引が必要になったが家族では難しいなどの医療に関する理由によって、医療療養病床に入院するか、介護療養型医療施設に入所するかを迫られる人たちがいました。

そのような人たちが変わらない環境で医療を受けながら生活するためには、私が訪問診療をし、何かあれば365日24時間、いつでも電話対応できればよいはずです。在宅医療といいながら連絡の取れない時間があれば、患者は不安になりますし家族がパニックになってしまうかもしれません。

大変だと思ったことは一度もありませんでした。患者の気持ちに寄り添って行動した結果が24時間対応の在宅医療だったのです。医療は患者が主役でなければなりません。医師がこうしたい、ああしたいと都合を押し付けるのではなく、まず患者の気持ちが優先され、それをフォローするカタチに医療がついていくのが自然だと私は思うのです。

若くして開業したこともプラスに働きました。30代半ばだった私は、短時間睡眠でもぐっすり深く眠れて疲れは翌日には残りませんでしたし、体力も気力も十分でした。友人の医師からは「何かあったら相談してください」「力になれることがあれば協力します」と声をかけてもらっていました。そうした励ましが「一人じゃない」と力を与えてくれました。

介護施設のかかりつけ医に求められる覚悟とは

私が開業した当時、私のクリニック周辺では介護施設に定期的に訪問する医師は多くありませんでした。もちろん24時間対応をしている医師はおらず、介護施設に入所していても病状が急変すれば救急車で搬送され、入院を余儀なくされていました。搬送先では心臓マッサージで命を取り留めたものの目を覚ますことなく病院のベッドで亡くなる人、挿管されて呼吸器を装着し話もできず食べることもできず弱っていく人など、私が勤務医をしていた病院でもそのような光景を多く目にしてきました。

しかし、少しずつ状況は変化してきています。図は、亡くなった人全体と老衰死した人の、死を迎えた場所を表しています。全体で見ると病院や診療所で亡くなった人が多く、２０２０年のデータでは7割を占めています。

一方で老衰死の場合は介護施設で亡くなる人が年々増加し、２０２０年には約半数となっています。重い病気ではないけれど、高齢になって臓器の機能不全などを起こして亡くなった、いわゆる寿命を全うした人たちと考えてよいでしょう。つまり寿命を介護施設で迎える人たちが増えているという現実です。

このように変化してきた背景には、介護施設を訪問する医師の増加があります。そもそも訪問診療には、個人の家を訪問するものと、医師の配置義務のない入居施設を

死亡した場所ごとの人数

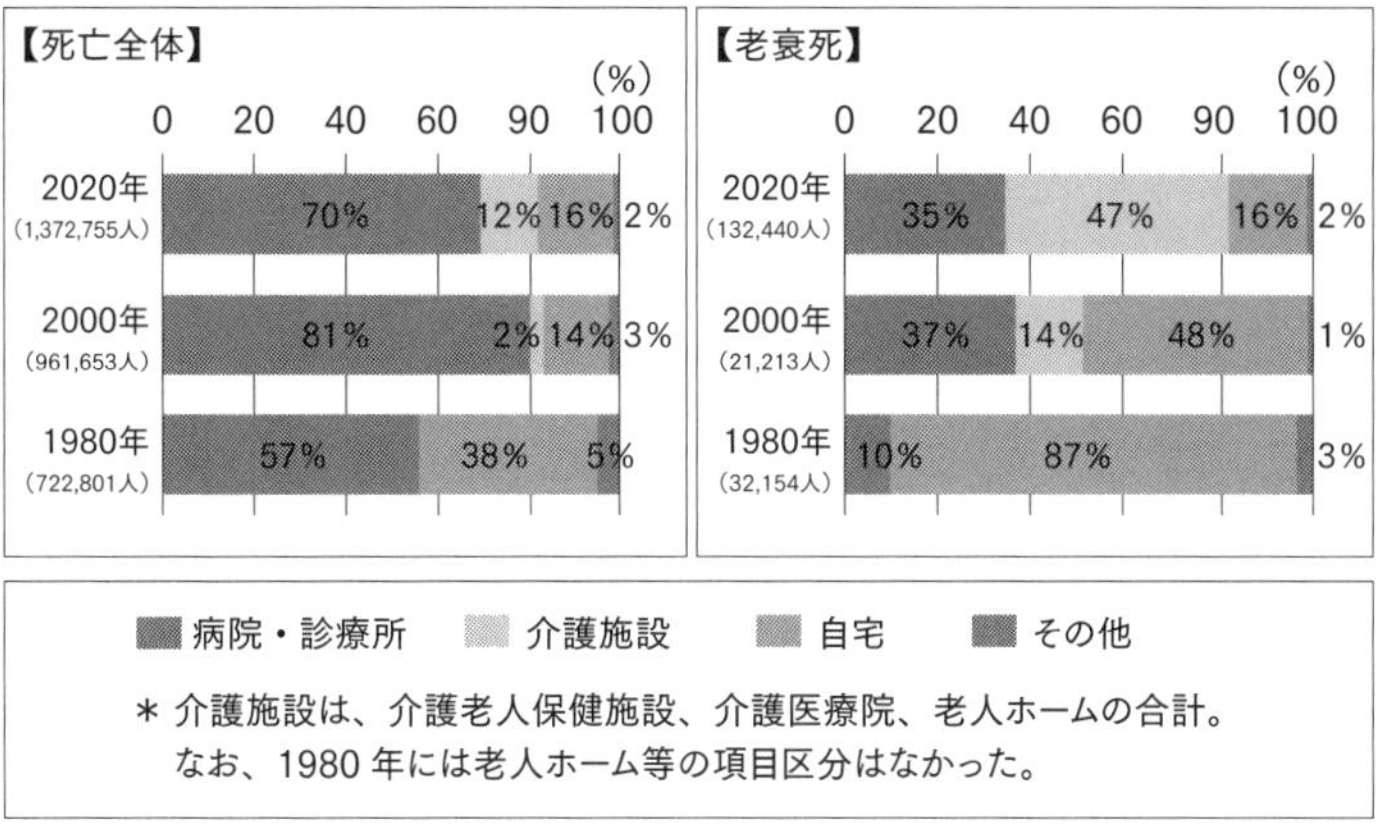

（ニッセイ基礎研究所HPより）

訪問するものの2種類があり、それぞれ医師が報酬として受け取るのは「在宅時医学総合管理料」と「施設入居時医学総合管理料」とされています。当初はこれらの診療報酬が優遇されていたために、収入目的で介護施設への訪問診療を請け負うようになった医師が増加したのです。

　介護施設は親身に接してくれるスタッフが多く、家庭と同じ、もしくはそれ以上に温かい環境のところがたくさんあります。顔なじみのスタッフに囲まれて最期の時まで過ごし安らかに永眠する。そして死亡確認は介護施設と契約した訪問診療の医師が行えば、病院で亡くなるという選択をしなくて済むのです。

ただ、介護施設での在宅医としての難しさも当然あります。それは施設スタッフや患者家族との折り合いをどうつけていくかということです。介護施設のスタッフは常時患者と接し、私たち医師よりも多くの患者の情報を持っています。また、患者本人と家族との関係は人それぞれではありますが、医師は患者の意思や利益を最大限に考慮しつつ、かつ家族やスタッフの考えも取り入れて対応しなければなりません。そういった介護施設との関わりは、多方面への配慮が必要なのです。

家族の要望、スタッフの要望が同じでない場合も多くあります。そこは、密にコミュニケーションを取りながら、どこかで折り合いをつけられるよう、医師として立ち回ることが求められるのです。

自宅で過ごすことのできない高齢者が介護施設を自宅のように利用し、そこで最期の日々を満足して過ごすためには、訪問診療を担当する医師が、「かかりつけ医」として責任と愛情を持って介護施設を訪問し続けるしかないのです。

地域包括ケアシステムのハブとなるのはかかりつけ医

厚生労働省は医療機関の機能を規模によって分け、その果たす役割をある程度指し示しています。

入院設備を持たない、または19人以下の入院患者に対応する医療機関は「クリニック」「医院」「診療所」と呼び、複数の診療科と20以上の病床を持つ医療機関は「病院」と規定しています。病院は病床数によって小規模病院、中規模病院、さらに先進的な医療に取り組む大規模病院などに分類されています。これらの規模に応じて、発症前、発症時、急性期、回復期、慢性期、看取り、と患者の状態にふさわしい医療の提供を行うようになっています。

こうした機能分化があるなか、患者側がかかりつけ医に期待することはなんなのか、日本医師会総合政策研究機構がアンケート調査を行っています。

最も多かった回答が「どんな病気でもまずは診療できる」で7割弱、次いで「専門

かかりつけ医に期待する役割や機能

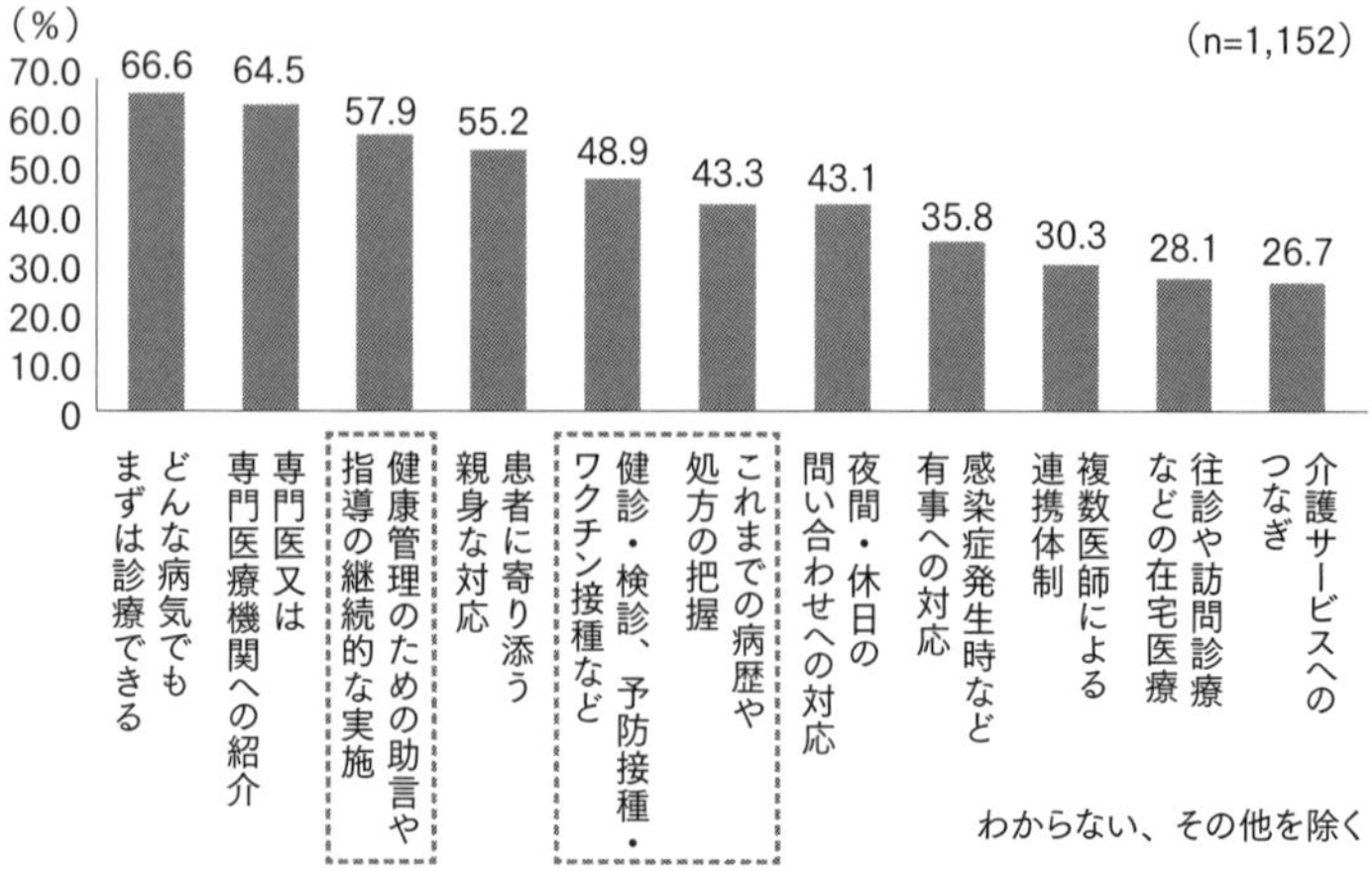

（日医総研ワーキングペーパー「日本の医療に関する意識調査2022年臨時中間調査」）

医又は専門医療機関への紹介」が6割強となっています。また「複数医師による連携体制」「往診や訪問診療などの在宅医療」「介護サービスへのつなぎ」もそれぞれ3割程度となっています。

つまり、幅広い知識を持って病気の診断ができて、専門的な治療や高度医療が必要な場合には、適切な医師や病院につなぐことができる。自宅療養になった際には往診をしてくれて、訪問の看護師、介護士、リハビリなどの専門職と連携してくれる。さらに自宅での介護が難しくなったときにはふさわしい介護施設を紹介してくれるといったように、地域包括ケアシステムのハブとして機能することが望まれています。

こうしたニーズは私がかかりつけ医として働くなかでも強く意識させられています。すべての医療と介護の中心となり、連携の采配を振る立場でなければいけないと、常に自覚するようにしています。

かかりつけ医が充実すれば医療財政逼迫は抑えられる

大病院を受診するには、かかりつけ医やほかの医療機関からの紹介状が必要です。紹介状がなければ、患者は初診料や診療費に加えて「選定療養費」を負担しなければなりません。こうした国の施策は、かかりつけ医を有効活用し、医療費の削減を目指しているからです。

なぜ医療費を抑えられるかというと、一つはかかりつけ医が存在していれば、病気の予防と早期診断を促進できる点にあります。患者の健康状態を継続的にモニタリングすることで疾患の早期発見となり、大掛かりな治療を受けずに済む可能性が高くなります。また、生活習慣病などの慢性疾患の進行を、食事や運動、生活習慣の指導によって抑え、救急医療や入院治療の回数を減らすことができます。

不必要な検査や診察もかかりつけ医がいることで抑制することができます。いきなり大病院に行くと、まずは細かい検査をしてから診察となるケースが多いのですが、かかりつけ医の診察では大病でないことが確認できれば、不要な検査をせずとも症状を緩和できます。ただし、そのためには患者がかかりつけ医を信頼していることが前提となります。かかりつけ医の判断であれば「大丈夫」「信頼できる」と、自分の健康に自信を持てるように、普段から医師と患者のコミュニケーションが取れていなければなりません。

また、地域包括ケアシステムの中心的存在であるかかりつけ医が、地域のヘルスケアリソースを効果的に統合し連携を促進することで、患者は適切な医療サービスを受けやすくなり、不必要な医療費の発生を抑制できます。例えば休日夜間の対応、在宅医療のための看護師、介護士、理学療法士などの提供の体制強化、医師少数区域への医師派遣、医師のキャリア形成などの実践が地域医療を活性化していくのです。

地方の高齢患者が求めている地域医療の環境

かかりつけ医といっても、都会と地方では求められるものには多少の違いがあります。周囲に多くの医療機関がある都会では、患者側が医療機関を選ぶ立場となり、医師側は選んでもらうための努力やサービスを重視します。座り心地の良い椅子や癒しのＢＧＭをかけるなど待合室を充実させるとか、最新の予約システムを導入するなど、来院してほしい患者に合わせた環境づくりをします。

一方で医療機関が少ない地域では、たとえサービスが悪くても患者は集まってきますが、甘えずに努力しなければかかりつけ医として失格です。「ここしか頼るところがない」と、地域の高齢者が集まってくるのですから、高齢者が利用しやすい環境を整える工夫が必要です。おしゃれなインテリアよりも、段差のないバリアフリーを採用する、記入してもらう問診票の文字を大きくする、予約システムは高齢者にも分かる方法にする、スリッパに履き替えてもらう場合には専用の椅子を用意する、つまずきにくい床材を選ぶなど、考えなければならない項目はたくさんあるのです。

地方でかかりつけ医を開業する際には、他院との競争よりも、そこに住む地域住民の幸せな表情を思い浮かべながらプランを練る必要があるでしょう。

地域密着型のかかりつけ医の効用

かかりつけ医の存在は、地域全体にさまざまな影響を与えます。

第1に、地域住民の健康管理を連続的にケアすることで、地域全体の健康水準の向上に寄与します。慢性疾患の管理や健康診断、予防接種などはもちろんですが、住民に向けた医療相談会や健康にまつわるセミナーの開催、保健所と連携したイベントなど、できることはたくさんあります。

そのときに流行している疾患や、生活習慣病の知識を専門家から得られることは住民にとって貴重な機会です。リハビリを担う理学療法士や作業療法士による「認知症予防講座」などは、地域で非常に人気が高いとも聞きます。治療以外の場面で住民とコミュニケーションを取ることで、診察時の信頼が高まるとともに、病気の予防や疾患の回復に対して患者が前向きになるという効果も生まれるはずです。

第２に、患者があちこちの医療機関から重複して薬をもらう危険性を回避できます。かかりつけ医の多くは内科医ですから、生活習慣病の薬を処方する機会が多いはずです。もし、かかりつけ医を持たずに、その時々で別の医療機関を受診していると、同じ効能の薬をもらってしまい、同時に服薬してしまう危険が生じてしまうのです。重複を避けられたとしても、以前にもらった同様の薬を飲み切らず、自宅に置いたままにする「残薬」を増やしてしまう可能性もあります。

訪問診療をすると「先生、こんなに薬が残っていて……」と、引き出しや箱の中に入った大量の薬を見せてくれる高齢者がいます。古くなった薬は効能が薄れる可能性がありますし、症状に合わない薬を飲んでしまう恐ろしさもあります。

かかりつけ医が患者の健康状況を把握し、お薬手帳を毎回確認していれば、こうした事態を避けられる可能性は十分にあるのです。

第3に災害時の医療ニーズへの貢献が挙げられます。急患治療や避難所での医療提供、災害後の精神的なサポートに関与するのは医師として当然ですが、普段から関わっている患者の病状を把握できているという大きなメリットがあるのです。患者側も顔見知りのかかりつけ医が避難所などで対応してくれれば、安心感を持つことができるでしょう。

家族の負担を軽減する在宅医療システムとは何か

病気の治療を続けている、体に障がいが残っている場合でも、住み慣れた自宅で生活がしたいと考える高齢者がいます。しかし、一方で同居する家族には、重い介護負担がのしかかります。どれだけ大切な家族であったとしても、介護する人は時間と労力を奪われ、肉体的にも精神的にも疲弊することは避けられません。

在宅医療や介護はそうした家族にも配慮したシステムを構築してきました。

患者をクリニックに連れていく負担を減らすための訪問診療に始まり、服薬管理や褥瘡の予防、浣腸などの医療行為を施す訪問看護、家族に一時的に休んでもらうために患者が短期入院できる医療機関の設置、在宅で入浴や排泄、食事などの介助を依頼できる介護サービスなど、さまざまな視点から家族を支えられるような仕組みとなっています。

服薬に関しては、患者が薬を飲んでくれないとか、うまく飲み込めないといった悩みを家族から聞くことがあります。服薬ゼリーに混ぜたり、好きなおやつにしのばせたりと努力をしてもなかなか上手くいかないケースもあります。ただ、不思議なことに訪問診療した際に、医師が「薬を飲みましょう」と言うと、素直にその場で飲んでくれる患者がかなりの割合でいるのです。本来は良くないことかもしれませんが、医師は少し怖い存在、患者を威圧する存在なのかもしれません。

ヘルパーが服薬させるのに苦労していると相談があったときに、ヘルパーが訪問する日時に合わせて医師である私が診療に行った経験があります。「ヘルパーさんに迷惑をかけずに薬を飲んでいますか？」と患者に声をかけると「もちろん」などと調子の良いことを言って、その場で薬を飲み、それ以降は決められた時間に薬を飲んでくれるようになったそうです。ちょっとしたアイデアで家族やヘルパーの負担を軽減できた例の一つです。

訪問診療と訪問看護においては、24時間対応が基本になっていますから、家族はいつ、なんどきでも、病状を把握している専門家に相談が可能です。近年は、患者の生命体徴（血圧、脈拍、呼吸数、体温）や血糖値の計測とともに健康情報を遠隔でモニタリングする技術が開発され、そのデータを医療提供者と共有することで診察に活用できるまでになっています。ほかにもビデオ通話やテレヘルスなどを利用している医師もいます。

やり方は医師によって違いますが、在宅療養する人を24時間サポートするシステム作りは、家族を救う手段の一つとなっているのです。

高齢者の住まいについてかかりつけ医が考えること

一般的に賃貸住宅を借りようとしても、高齢者の場合、家主に拒否されるケースがあります。部屋の中での事故や孤独死、居住し始めてすぐに体調を崩して入院し空き家状態になる可能性があるなど、多くのリスクがあるからです。

金銭面でもほとんどの人が現役を引退し、年金や貯蓄で生活をしていることから、定期的な家賃の支払いを家主が不安に思うケースもあります。

そのために地域包括ケアシステムの一環として、国は「低所得高齢者等住まい・生活支援モデル事業」を展開しています。各地でモデル事業として空き家や古くなった公営住宅の活用などが進められ、今後、全国でも住宅支援は活発化していくと考えられます。

しかし居住場所が与えられたとしても、老々介護のように介護力が適切でない家庭も少なくありません。そのために介護を受けながら生活のできる高齢者住宅が増加してきています。

例えば適度な生活支援と見守りサポートを備えた「自立型賃貸住宅」や、食事、見守り、緊急時の対応などを、サービス料を受け取って提供する「シニア向け分譲マンション」は、現状は自立した生活の可能な高齢者の住宅として人気になっています。

「有料老人ホーム」も自立した高齢者の入居が可能な場合が増えてきており、入居後に介護が必要になっても引き続き同じ建物内に居住できるなどメリットが多く注目されています。

ただし、これらの住宅は入居金や月々の支払いが大きく、経済的に厳しい高齢者もたくさんいます。その解決策として2011年に「高齢者の居住の安定確保に関する法律（高齢者住まい法）」に基づいて導入されたのが「サービス付き高齢者向け住宅」いわゆる「サ高住」です。安否確認や生活相談、見守りなどのサービスが付き、食事や外部の介護サービスと提携しているところもあります。費用が比較的リーズナブルで夫婦での入居も可能ということで、全国的に数を増やしています。

これらの住宅を利用するのは賢明な判断ではあると思います。しかし、高齢者の診察を行っていると「どうしても自宅で過ごしたい、過ごさせたい」と訴えてくる患者や家族が圧倒的に多いのです。住み慣れた場所でできる限り過ごしたい、その気持ちは理解できますし、私も応援したいと思っています。

とはいえ老々介護は厳しい側面もあります。私の経験ですが、元日に認知症の患者の妻から電話が入ったことがありました。「夫が倒れてしまった」というのです。正月早々、救急車を呼ぶのは気が引ける、訪問して診てもらえないかと泣き声で依頼されます。

不安で仕方ない夫婦の気持ちを思うと、いてもたってもいられず、車でそのお宅に向かうと妻はうずくまって涙を流しています。声をかけると、倒れた夫を布団まで運ぼうと頑張ったところ腕を痛めたと言います。

確認すると99％骨折している様子です。夫のほうは意識もあり命に別状はありませんが、二人とも治療が必要です。私が救急車を呼び、同乗して地域の基幹病院へ向かいました。

案の定、妻は骨折していました。夫は食後に血圧の調整がうまくいかず失神したようでしたが大事には至りませんでした。このまま帰宅しても、認知症の夫の介護を妻が担うのは難しいと判断し、二人とも入院できるように病院の医師に掛け合い、２週間ほど静養してから二人は退院しました。

彼らが入院中に、私はケアマネジャーに連絡を取り、自宅で彼らをサポートするための準備に入ってもらいました。介護施設に移り住むという選択肢が最も安心だったのですが、夫婦が常日頃「思い出の詰まった家」の話をしていたのを聞いていた私には、介護施設という選択を突き付けることはできなかったのです。

これまでも要介護認定を受けて介護保険を利用していましたが、認定検査をやり直してもらい、今までより強固なサービスを依頼できるように構築しました。

夫のデイサービスの日数を増やし、妻の休める時間を確保する。訪問看護と介護の回数を増やし、夫のおむつ交換から妻をできるだけ解放するなど、小さなことの積み重ねが功を奏しました。数カ月後に訪問診療に行った際には「先生、以前より元気が出て、趣味のカラオケも再開しました」と、妻が明るい声で話してくれました。

病気になった高齢者が自宅で暮らし続けるのは、実は簡単なことではありません。「24時間いつでも電話をください」と、かかりつけ医が患者家族に言えるかどうかが、高齢者が自宅で暮らし続けるためのカギなのかもしれません。

第4章

患者を救うカギは多職種連携にアリ

誰一人取り残さない地域医療を確立させる――

入院中に寝たきりになる高齢者を守りたい

高齢者の場合、疾患やケガが原因で短期の入院を余儀なくされるケースが多発します。若い人であれば自宅での療養が可能であっても、高齢者の場合、自宅に戻ると感染症の恐れが増えたり、介護できる家族がいなかったりするからです。しかし、そのために仕方なく入院することで、人生が大きく変わってしまい理想とする老後を送れなくなってしまう可能性が高くなります。

例えば80歳以上の高齢者に多い脊椎圧迫骨折（背骨の骨折）では、2カ月程度の入院が必要です。最初の2～3週間はコルセットやギプスをつけた状態で絶対安静が必須です。その後、2～3カ月かけて骨が元どおりに癒合《ゆごう》し痛みは軽くなっていきます。

このように書くと、治療で快方に向かうのだから問題ないように思えますが、実は入院期間中に日常生活の動作や移動の能力が低下する、嚥下《えんげ》がうまくできなくなる、認知症の傾向が見られるようになるという症例が多く、問題視されています。

筋肉や骨は刺激を与えないと衰えますが、高齢者の場合は３日間体を動かさなかっただけで運動機能の低下が顕著になります。筋肉や関節の周囲が硬くなり、動きが鈍くなってしまうのです。

誤嚥《ごえん》性肺炎に関しては、寝たきりの状態になると増加することが分かっています。特に体に痛みがある場合には咳を躊躇《ちゅうちょ》するようになり、それが原因で口腔内の細菌が肺に入りやすくなり肺炎を起こす可能性が高まるのです。

そして認知症ですが、家族と離れ会話をする機会が減る、やることがなくボーッと一日を過ごす、食事を美味しく食べられないなどが原因で、入院すると認知症の症状がすぐに表れる高齢者は少なくありません。

男性の高齢者の中には「妻の料理したもの以外は食べたくない」と、ほとんど食事を口にせず、点滴で栄養を補給しなければならないケースもあります。食べなければ体力が落ち、脳の働きも鈍くなり、認知症があっという間に進んでしまう患者もいます。

食事が難しい期間が10日以内であれば、腕などの末梢静脈から投与する末梢静脈栄養が行われますが、それでも食べられない状態が続けば体力がどんどん衰えてしまいますから、心臓に近い太い血管から投与する中心静脈栄養に切り替える必要が出てきます。中心静脈栄養にすると胃腸に負担をかけずに栄養を摂取できますが、その影響で代謝異常や免疫力低下、便秘、下痢、吐き気などを起こす可能性が出てきます。

本来の目的は病気やケガの回復であったはずなのに、認知症や寝たきりへ誘う道になってしまうというのはなんとも悲しい話です。新型コロナの影響でお見舞いや差し入れが禁止されるようになった現在の病院では、より一層、高齢者の入院リスクは高まっていると考えられます。

このため在宅医として担当していた患者が入院した際には、入院先の担当医と連携し、できるだけ早く退院できるような治療方針を話し合うようにします。どうしても長期の入院が必要になる場合には、退院後の行き先を自宅にするのか、それとも介護施設にするのかも慎重に検討する必要があります。

大切なのはどんなときも傾聴の姿勢を忘れない患者に寄り添う心

高齢者を診る医師に求められるスキルの一つに「親しみやすさ」が挙げられます。高齢者は健康に関してなんらかの不安を抱いていることが多く、信頼できる人に相談したいという気持ちを持っています。その気持ちに応えるためには傾聴の姿勢がとても重要です。

若い人と違い、高齢になると言いたいことがうまくまとまらなかったり、言葉がすんなり出てこなかったりといった場面が増えてきます。そうした状況にイライラするのは問題外です。

例えば言葉が出にくい原因が、脳梗塞などの病気の前駆症状である危険がありますし、言いたいことがまとまらないのは認知症の可能性もあります。患者の表情、声の張り、言葉の選び方、話の仕方などを丁寧に読み取り、診断の手掛かりにする必要があるのです。

また、長く通院している患者については、様子に変化がないかもチェックする必要があります。血液検査や尿検査の結果、これまでの処方状況などはカルテを見れば分かりますが、歩き方や話し方が以前と極端に違っているとか、話す内容に大きな相違が生じているなどというのは、毎回、患者の顔を見ながら丁寧に話を聞かなければ気づけません。気になることはカルテにメモしておくなどの工夫も時には必要になります。

もう一つ大事なことは、分かりやすい言葉で、ゆっくりと対話できるかどうかです。医学的な専門用語は若い人でも難しいことがあり、まして高齢者は聴力が衰えている人も少なくありません。難解な用語で説明してしまうと、誤った情報として受け止められてしまい、のちのち問題になってしまうことがあります。

笑い話に聞こえるかもしれませんが、「飛沫感染に気をつけてください」と説明したところ「何の始末をすればよいですか?」と尋ねられたことがありましたし、「CTで体を輪切りにした状態を見る必要があります」と伝えたところ、「輪切りにする?そんな手術があるのですか?」と本気で驚かれたこともあります。分かりやすい言葉を使う、そして検査や治療については怖がらせない工夫と説明が必要です。

もちろん話すときにはゆっくりと、発音を丁寧に行う心がけも必要です。高齢になると高音が聞き取りにくい人が増えてきますから、やや音程を下げて話す工夫を私はしています。

薬と健康の正しい知識を患者に伝える使命

病気やケガの治療では薬を使うことが当たり前と考えられていますが、健康な人であれば小さな症状は「自然治癒力」で治せるものです。しかし、患者の中には、何がなんでも薬がほしいと要求する人がいます。

「このくらいの症状なら美味しいものを食べて睡眠をしっかり取れば治りますよ」と患者に伝えても、「いいえ、先生、薬を出してください。そのために診察してもらったのですから」と納得してもらえない場面が、これまでの診療経験の中で何度もありました。

いわゆる風邪をひいたときには、咳や鼻づまりなど困っている症状があれば抑制する薬は使いますが抗生剤は使用しません。原因はウイルスのため抗生剤は効果がないからです。過去には日本でも肺炎や髄膜炎など重症化してしまう感染症を減らすために抗生剤を使っていましたが、現在、風邪には使用しないというのがセオリーです。

しかし高齢者の中にはいまだに「抗生剤が命を救う」と信じて疑わない層がいます。その一方で、中耳炎や膀胱炎、とびひなどでは抗生剤が効果的な治療法になりますが「抗生剤は怖いです」と拒否する人もいます。

高齢になると過去の知識が邪魔をして、最新の情報を受け入れにくくなる傾向にあります。説明しても理解してもらえない患者が多いときには、正しい情報が掲載された新聞や雑誌のコピーを待合室に貼るなどして注意を喚起します。

さらに、薬以外の健康の豆知識も患者と共有できる工夫が必要になります。例えば「コレステロールが高い人は卵を食べるな」「カルシウム不足のために牛乳をたくさん飲め」といった情報はすでに意味がないものとして結論が出ています。誤った知識、古い情報を更新してもらうために「院長便り」を作成する、看護師がポスターを作るなどの工夫をしているクリニックもあります。

「高齢者に何を言っても無駄」と乱暴な言い方をする医師もいますが、正しい医療や健康の知識を持ってもらうことは、健康寿命を延伸する一助にもなります。かかりつけ医の使命として情報の流布に努めるべきでしょう。

患者の家族の心のケアも怠らない

患者に正しい知識を伝えて理解してもらうとともに、その家族との向き合い方も重要です。医師と患者の家族との付き合い方は決して簡単ではありません。患者の病状や治療に関する情報を共有する際には、時に厳しい話を伝えなければならない場合もあります。治療にかかる費用の問題、完治するのかしないのか、余命はどれくらいなのかなどは正直に話すしかありません。その際には、突き放すような言い方はしませんが、必要以上に同情はしません。医師としてプロフェッショナルな立場を保ち必要な情報を伝えるようにします。そのうえで、家族がぶつけてくるストレスや、悲しみの感情に対しては理解を示し、共感することが大切です。

また、家族の気持ちや希望は、看護師やそのほかの医療スタッフと共有する必要があります。自宅でのリハビリ、介護の仕方、食事のメニューなどは家族の協力を得なければなりません。治療の効果を少しでも向上させるために、家族を医療チームの一員として協力してもらえるように、適切なコミュニケーションによって信頼関係を築かなければなりません。

ただし、医師が過度に家族との距離を縮めてしまうと、家族が治療計画に深く影響を与えるような発言をしてくる場合があります。第一に患者の希望を優先しながら、医療人として決断しなければならないことは家族に明確に伝える強さも必要です。

また、医師が関わる家族が2人以上いる場合には、特定の家族と深く付き合ってしまうと、別の家族から反感を買ったり、家族間の不和を生んでしまったりする可能性があります。家族間で話し合ってもらう、意思決定をしてもらうというスタンスは崩さないほうがよいと考えます。

私が経験したケースでは、遺産相続で家族がもめて弁護士への相談を勧めた例がありました。自宅で介護している娘さんに対して、介護にまったく関わっていない遠方に住む息子さんが生前贈与の計画を申し出てきたのです。

介護で疲弊しきっていた娘さんは「先生、今、遺産の話をしなければならないのでしょうか？　父がどうしたいのかも私には分かりません」と、私の目の前で泣き崩れてしまいました。

頑張っている家族を応援したい気持ちはありますが、プライベートに踏み込みすぎるわけにはいきません。こうしたケースでは少しでも気持ちが楽になる方法をアドバイスするのが得策です。この親子のケースでも、最終的には弁護士の力を借りて遺言状を残す手続きができたと聞いています。

それから高齢者の在宅療養を担っていると、看取り時の家族のケアも医師や看護師にとって大切な役割の一つになります。患者が高齢であればあるほど、家族は旅立ちの日が来る覚悟と準備をしているものですが、それでもいざとなると取り乱す人もいます。時には、あと少しで息を引き取るというときになって「やはり、自宅で亡くなるのを見たくありません。病院に連れていってほしい」と懇願されるケースもあります。

家族の要望には応えるのが基本ですから救急車を呼びますが、救急車の中や病院でどういった処置をとってほしいのかは家族に聞き取らなければなりません。「尊厳死の宣言書」を本人が用意してあれば書面を持って救急車に乗ってもらいますが、そうでない場合にはどこまでの延命を希望するのかを冷静に聞き取り、救急救命士や搬送先の医師に伝えなければなりません。

自宅での旅立ちを覚悟した家族に対しては、残りの時間が少ないことを伝えてお別れの時間を持てるようにします。家族の様子によっては、医師や看護師が席を外したほうがよいと判断することもあります。

旅立ちの時が来たら医師として必要な対応をしたあとは、エンゼルケアは看護師に任せ、なるべく早く帰路につくのが私のスタイルです。どれだけ長い付き合いの患者であっても、家族が心を解き放って過ごす時間と空間であってほしいからです。

介護患者が「できること」を取り上げない

なんらかの病気やケガで、ある日を境に介護が必要になった場合、家族が介護しすぎてしまったために逆に介護度が上がってしまう、あるいは本人の生きる力や目標が奪われてしまうことがあります。訪問診療を続けていて、患者の目力が失われていく様子が見られたときには、家族の手出しが多すぎないかを確認するようにしています。

例えば、危ないから、何かあったら困るからと、立たせない、歩かせない、動かさないでいると、あっという間に患者の体の機能は衰えてしまいます。患者本人も最初のうちは「自分でやる」と主張しますが、徐々にやってもらうほうが楽であると覚え「ああしてほしい」「こうしてほしい」と注文ばかりで、自ら動かなくなってしまうケースが多いのです。食事の配膳、片付け、着替え、トイレ、洗面など、できることはなるべく自分でさせ、失敗しても怒ったり嘆いたりしないことです。自力で頑張っている努力に拍手を送るくらいの余裕が欲しいところです。

もちろん安全面の確保は必要です。床の段差を少なくする、スロープや手すりをつける、歩行補助具を利用するなど、医師からも必要と思われる対策を助言するようにします。

精神面では自己決定権の尊重が大切です。着用する服選びや、食べたいもの、飲みたいもののチョイス、さらにはやりたいことも含めて本人が選択できるようにします。もちろん叶えられない望みもあると思いますが、できる範囲で選択したものを尊重してあげる。そうすることで「自分の人生を生きている」という実感を得られるのです。

本人の興味や趣味についても、車の運転のように他者に迷惑をかける可能性のあるもの以外であれば、許せる範囲で尊重してあげることが大切です。もし、病気やケガが原因でこれまでの趣味が難しくなったのであれば、新たな趣味のきっかけとなる環境を用意する工夫を家族にはお願いしたいところです。

かかりつけ医からも趣味につながるような情報提供ができると、患者とのコミュニケーションが深まります。風景の美しい近場の公園や、ゆっくりくつろぎながら読書のできる図書スペース、コーラスグループのコンサートなど、地元のスポットやイベントが紹介されている情報誌などを活用するのもよいでしょう。

在宅療養だけでなく、介護施設に入所している場合も、患者本人が「生きることが楽しい」と思える環境をつくることが重要です。

個性を忘れない認知症患者へのアプローチ

家族が認知症になると、家族や周囲は「なんでそんなことをするの？」「嫌がらせをしているの？」と、患者の言動に混乱し、それまでの患者とは違った人間を見るかのような視線を向けてしまうことがあります。しかし、認知症になっても、本人は本人です。記憶に混乱があったり、認知機能が低下していたりしても感情やプライドは残っています。それに、異常に見える言動にも必ず意味があります。「どうせ何も分からないし、何もできない」と決めつけず、言動を観察するとその人の個性が見えてきます。

こうした認知症ケアの考えは、老年心理学の教授トム・キットウッドが提唱した「パーソン・センタード・ケア」が元になっています。認知症のある人を一人の「人」として尊重し、その人の立場に立って言動を理解しケアに取り組むこの方法は、広く介護の現場で利用される理論です。

考えてみれば「認知症」とひとくくりにまとめられた病気の人たちが、全員同じような言動をするわけではありません。つまり、認知症も個性の一つと考えれば、いろいろな性格の人と人間関係を構築するのと変わらない感情で向き合うことができるのです。

トム・キットウッドは認知症の症状は「脳の障がい」「性格」「生活歴」「健康状態」「社会的環境」の5つの要素によって表出すると考えました。例えば、もともと大声で怒鳴りつけるような横柄な性格だった人が、目が見えにくくなってイライラするので罵声をあげてしまうとか、夫の帰りを待って夕食を食べる習慣のあった人が夕飯時になると亡き夫を探しに外へ出ようとするといった具合です。

ゴミ屋敷に住んでいる高齢者の多くは認知症を発症していますが、掃除できないことが原因なのではなく、理由はたいてい別にあります。一度袖を通した洋服は洗濯しないと着られない生活習慣の人が、洗濯機の使い方を忘れてしまうと服を積み上げるしかなくなります。ペットボトルや牛乳パックを捨てられない人は、実はきちんとした性格で、資源ゴミとして捨てなければならないと思っているので普通のゴミとして扱えない可能性があるのです。

認知症の人の言動の理由をすべて解き明かすのは困難ですが、なんらかの意味があるメッセージとして受け止めることで、一人ひとり違ったアプローチで介護ができるようになります。

医師は、脳の障がいと健康状態について検査をすることはできても、それ以外の項目を把握するのは難しいのですが、訪問診療をしていると家族から「もともとは穏やかな性格でした」「庭いじりが好きな人でした」「大企業で重役を務めていました」など、人となりを知らされる機会があります。そうした情報をケアマネジャーや訪問看護師と共有すると、その人を取り巻く介護の専門家たちが話し合いを持ち、接し方に工夫を凝らしてくれるようになります。

庭いじりが好きな人のために介護士が鉢植えをプレゼントしたところ、毎日水をやり、手入れをするようになり、認知症の進行に歯止めがかかった例や、大企業に勤めていた認知症患者に「偉いお仕事をされていたのですね。さすが貫禄が違います」など褒め言葉から話し始めると、それまで乱暴な口調で返してきていたのが穏やかになった例も現実としてあるのです。

医師は介護職ではないからと、認知症患者への接し方に無関心でよいわけがありません。積極的に認知症患者の個性に目を向けて、少しでもその人にとって有効な医療と介護ができるように努力していかなければなりません。

緩和ケアと在宅療養。どちらが正解なのか

訪問診療をする医師にとって、がん患者の看取りも大きな仕事の一つです。

がん患者の最後の砦となる医療施設に「緩和ケア病棟」が挙げられます。積極的な

緩和ケア

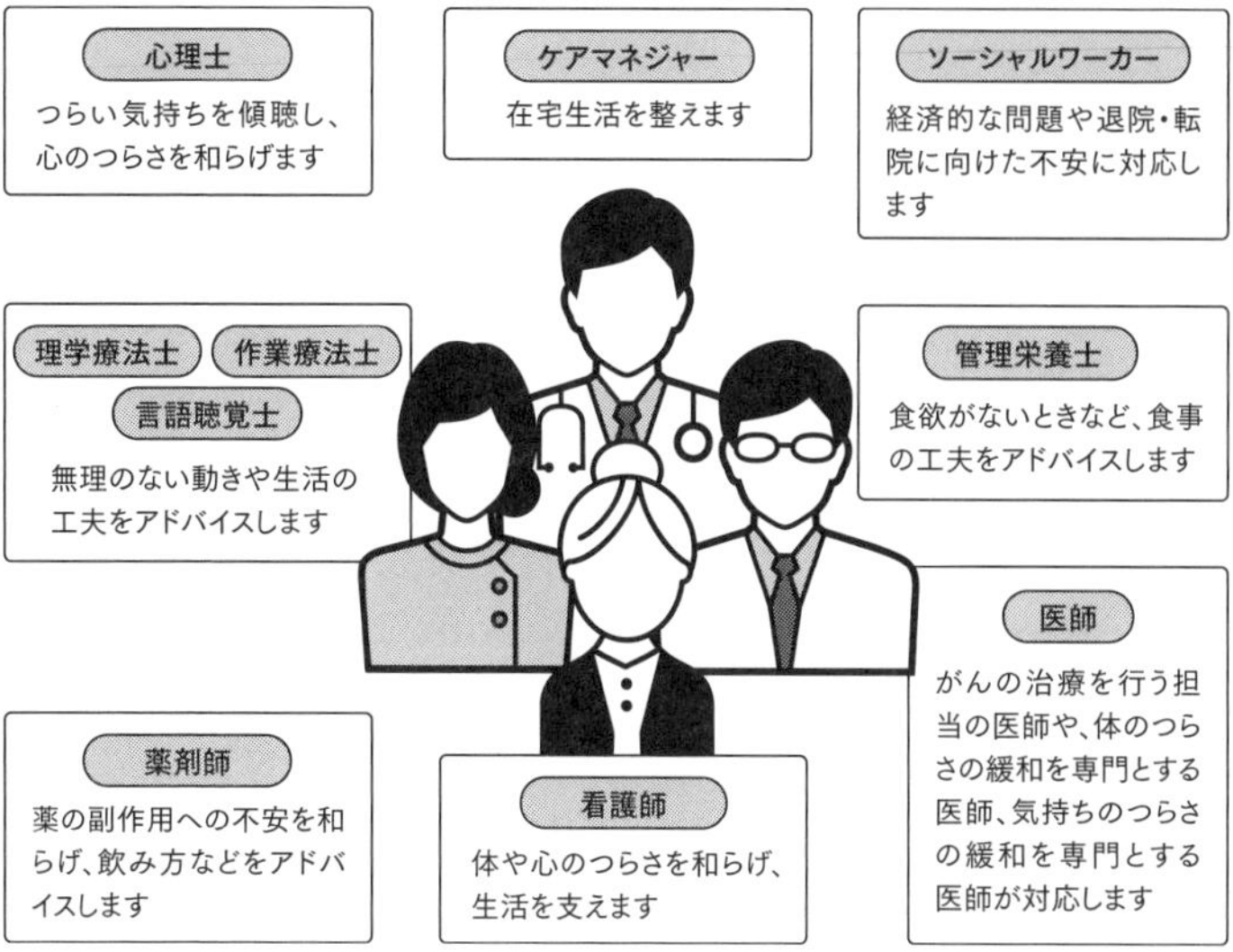
心理士
つらい気持ちを傾聴し、心のつらさを和らげます
ケアマネジャー
在宅生活を整えます
ソーシャルワーカー
経済的な問題や退院・転院に向けた不安に対応します
理学療法士
作業療法士
言語聴覚士
無理のない動きや生活の工夫をアドバイスします
管理栄養士
食欲がないときなど、食事の工夫をアドバイスします
医師
がんの治療を行う担当の医師や、体のつらさの緩和を専門とする医師、気持ちのつらさの緩和を専門とする医師が対応します
薬剤師
薬の副作用への不安を和らげ、飲み方などをアドバイスします
看護師
体や心のつらさを和らげ、生活を支えます

（がん情報サービスHP「診断と治療〈緩和ケア〉」）

治療はせず、痛みや苦痛をとり、穏やかに過ごすことを目的とした入院施設で、医師と看護師だけでなく、心理士や理学療法士、ソーシャルワーカーなどの専門家からなるチームが患者とその家族のケアに当たります。手術後に一時的に利用することもできます。

　同じような施設に「ホスピス」と呼ばれる場所もあります。こちらも痛みやつらさを緩和するケアを行いますが、緩和ケア病棟と違うのは、最期の時まで過ごせる点です。命が尽きるその時まで、患者が希望する生活ができるようにお手伝いをする施設です。音楽療法や園芸療法、アロマセラピー、アニマルセラピーなどを導入しているところや、家族が宿泊できる設備を整えているところもあるようです（感染症予防のために中止している医療機関もある）。施設内は明るく清潔で、温かみのある環境になっているところが多く、心身ともにゆったりと過ごせる工夫がされています。

私の患者の中にも、がんの治療をしていた病院で「できる治療がなくなった」と宣告され、ホスピスへの入所を勧められたと相談に来られる人がいます。一人暮らしで看護を頼める人がいないのであれば、その選択は間違っていないと思います。

しかし、家族がいて、かかりつけ医が訪問診療をしてくれるのなら、私は在宅療養を勧めます。緩和ケアもホスピスも健康保険の対象なので、高額療養費制度を利用すれば自己負担は軽減できますが、個室を希望すれば差額ベッド代がかかり、施設にもよりますがかなりの高額になります。また、個々の希望に沿った生活ができるとはいえ、集団生活ですから食事は決められたものを食べなければなりませんし、規則正しい生活が基本です。

お金を出して個室に入るくらいなら、医療保険と介護保険を上手に利用して、自宅で過ごすほうが自分らしくいられるはずです。喫煙やペットとの生活を捨てられない人もいるでしょう。友人や親戚に訪ねて来てもらうことも自由です。

そのためには訪問診療を担うかかりつけ医が、がんの緩和治療を正しく理解し実践できなければなりません。疼痛やがん特有の気だるさを取り除くために、薬をどのくらい使うのか、間隔をどうしたらよいのか、そして最期の時に向かって行う処置など、経験を積んでいないと分からないことがたくさんあるのです。

病気の種を見つけられる医者になるために

患者の健康管理はかかりつけ医の大切な役割です。それを果たすために最も大切なことは、病気の早期発見であることは間違いありません。

では、どうやって病気の種を見つけるのか。そこは「経験」がすべてです。問診票に記入してもらった患者の病歴、症状や病気の経緯、家族の病歴、生活習慣を把握し、さらに詳しい話を口頭で質問します。ここが診断の出発点です。

さらに視診、触診、聴診、血圧や体温の測定によって病気の可能性を探ります。顔色、リンパの腫れ、眼球の様子など、問診をしながらチェックできる部分を確認し、異常を確認できれば血液検査や尿検査、設備があればレントゲン撮影を行います。

血液検査や尿検査では診断のために必要となる項目を医師が指定し、臨床検査会社に依頼することになりますから、ある程度、どのような病気を探るのか方針を決めておかなければなりません。

これら一連の流れには、医師として学んできた知識と、患者から得た情報がミックスして活かされます。同じような症状の患者がどのような病気へ移行したかというデータは、その医師が診てきた患者の人数だけあるのですから膨大な量です。医師の頭の中にはそれらがインプットされており、新たな患者を診る際にアウトプットできるよう準備できているのです。

当然ですが何度か通院している患者や、訪問診療で定期的に診ている患者では、現在と過去の違いもデータとして加わりますから、さらに病気の種を見つけるポイントが増えていきます。

こうしたデータの蓄積は、医師だけでなく訪問看護師にも求められるスキルです。医師が同行せず、看護師だけで在宅医療のお手伝いをするわけですから、患者の変化に気づき、それがどのような病気と関連しているかに気づくスキルが必要です。そうやって医師や看護師が発見した病気の種は、時に大きな疾患の可能性を示唆します。精密検査が必要であれば、かかりつけ医が紹介状を書き設備の整った病院で検査、治療となります。

過去に私が経験した患者の例でいえば、痛みの訴えがなく2～3日下痢が続いている患者が末期の大腸がんだったことがあります。至急手術をして人工肛門をつけなければ、便が詰まって命の危機となる状態でした。私のクリニックから専門の医師を紹介し、すぐに手術を行い、命を取り留めました。

風邪の症状で来院した70代の女性は私との雑談の中で「最近、就寝中に突然歩き回って夫を驚かせてしまいました。寝ぼけて恥ずかしかったわ」と笑います。このとき、私にはピンとくる病気があり、患者のリンパや眼球の状態をチェックしました。さらに血液検査を実施したところ、甲状腺ホルモンに異常が認められバセドウ病と診断できました。夜中に歩き回るのは、新陳代謝が活発になり過ぎて激しい動悸が起こり、熟睡できていないからです。以前、同じような症状の患者と出会った経験が活かされました。

この女性に関しては、バセドウ病にしては発症年齢が高いことが気になり、甲状腺に詳しい医師のところで精密検査をしてもらうように紹介状を書きました。結果は初期の甲状腺がんでした。女性は数週間後に手術を受け、術後には再発予防のための放射線治療を受け、今のところ治療は順調に運んでいるようです。

患者本人はもちろん、家族からも「先生のおかげで母は命拾いしました」と感謝の言葉をもらいましたが、医師であれば当然できなければならない診断だったと思っています。

それから在宅医療の場合には、家族は患者の病気について徹底的に調べている可能性があります。インターネットで検索すれば最新治療、標準治療、民間療法などあらゆる治療方法が日に入ってきます。書店に行けば「これで治った！」と煽るようなサブタイトルのついた書籍も並んでいます。

医師の持っている情報は幅広くはありますが、専門分野でなければ深く掘り下げて学んでいない場合もあります。「先生、○○という最新治療はどうでしょうか？」などと質問を受けることもあります。知らないことには「すみません、私はその治療をよく知らないので調べておきます」と正直に答えるようにしていますが、やはり患者からすれば「この先生、大丈夫かしら？」と不安を抱く原因になってしまいます。

医療は日進月歩です。１年前には効果が高いとされていた薬が、現在は禁忌とされるケースも少なくありません。すべてを網羅するのは難しくても、担当している患者に関係する疾患については学びの精神を欠いてはならないのです。

医師会などが開催する勉強会に私は頻繁に足を運び、ほかの医師がどのような治療で成果を上げているかを聞くようにしています。そうした勉強会には圧倒的に若い医師が多いのが気になります。ベテランの医師こそ、自分の知識におごることなく、勉強会で学ぶ必要があると考えます。

すべての科の知識を得て最新医療の知識も怠らない

かかりつけ医として仕事をするうえで大切なのは、すべての診療科の知識をある程度持ち合わせていることです。前項で「病気の種を見つける」手法について話しましたが、そのもととなるのが医師免許を取得して以降、数年の経験です。2年間の研修医としての学び、そしてそれ以降の勤務医時代がかかりつけ医としての土台になるのです。

研修医時代はさまざまな診療科を渡り歩きます。一つの科に在籍するのは短期間ですが、できる限りの学びを得ようと努力しなければなりません。また、最初に勤務するのはクリニックや医院ではなく、多くの診療科を持ち、救急医療も行っている大きな病院を勧めます。外来、入院患者の診察、それに救急医療も担当できる可能性が高いからです。

かかりつけ医が訪問診療で行う治療は、入院患者の治療とほぼ変わりがありません。処方する薬や食事が摂れないときに行う点滴は同じものですし、看護師との連携もよく似ています。看取りに関しても病院と在宅で基本は変わりません。まさにかかりつけ医にとって直接的な学びの場となるのです。

人が亡くなる現場に何度も立ち会い、どのくらいの状態になったら家族を呼ぶ必要があるのか、患者の痛みや苦しみを薬でどうコントロールするかは実際の現場で覚えるしかありません。

救急医療では多くの症例を目の当たりにします。それまで知識として知っていた疾患が目の前にあるというのは、患者には失礼ですが医師としては絶好の勉強の機会になり得ます。もちろん救急では専門的な治療はできませんから、簡単な処置のあと専門の医師へ引き継ぐわけですが、毎回、診察した患者の疾患について自ら調べ治療方法を学び直し、最新治療などの情報を得る。それを習慣化すると、自分でも気づかないうちに多くの学びを得られます。私自身は救急の担当を2年ほど経験しましたが、たいへん有意義でしたし、今でも当時の学びは財産になっています。

理想をいえば、研修医と勤務医を合わせて数年程度の経験を経て、かかりつけ医の道へ進むのがよいと思います。

訪問する患者が急増。在宅医療専門のクリニックを開業

最初のクリニックをスタートしてから13年後の2014年、私は在宅医療専門のクリニックを開業しました。それまでも多くの患者を訪問していましたが、紹介に次ぐ紹介で訪問件数が増加し、何よりクリニックに通院していた患者が高齢化して在宅療養を希望する人が増え、在宅療養に特化したクリニックを立ち上げるのは自然な流れでした。

脳梗塞などで身体機能が低下した人、神経難病や肺疾患などで呼吸器管理の必要な人、排泄の医療的管理を必要とする人、認知症の人、がんの末期で痛みのケアを必要とする人、医療機器の管理が必要な人など、さまざまな疾患を抱えた患者たちがいます。医師によっては訪問が頻回になりがちな疾患の患者は受け入れないという人もいるようですが、私のところでは頼まれればほぼ100％の患者を受け入れていまし

た。

印象に残っているのはＡＬＳ（筋萎縮性側索硬化症）を発症していた70代の男性患者です。筋肉を動かす神経が障がいを受け、脳からの命令が筋肉に伝わらなくなっていくＡＬＳは、手足、のどや舌などの筋肉が衰え、いずれは自ら動くことができなくなり、食事や呼吸も困難になっていく進行性の病です。

患者は妻と死別しており、長男と二人住まいでした。ほぼベッドで寝たきりの状態でしたが、まだ口から食べることができていた頃の出来事です。食事の飲み込みが悪く、誤嚥性肺炎を起こして急性期病院に入院となったのですが、意外にも早く肺炎の状態がおさまり退院を勧告されます。さて、この先をどうするか、長男とその妹で話し合いが持たれました。

この先、患者の体の機能はどんどん失われていきます。長男は「自分にはこれ以上介護はできない。介護施設へ入所させろ」と啖呵を切って実家を出て行ってしまいました。しかし患者本人は、できるだけ家で暮らしたいと言います。仕方なく娘さん家族が実家に戻り、介護を担当することになりました。

娘さんは以前から私のクリニックの患者だったのですが、私が在宅医療専門のクリニックを開いたことを知り「先生、なんとか父を在宅で診てもらえないでしょうか」と相談してきました。患者本人の頭ははっきりとしており、考えもまとまっていました。リハビリをして、少しでも「自分の体が自分のものである」と感じていたいという希望でした。

私は二つ返事で訪問を請け負い、ケアマネジャーと理学療法士に相談をして、週に3回のリハビリに入ってもらうようにしました。食事ができなくなると胃ろうをつくり、呼吸が難しくなると気管切開をして人工呼吸器をつけました。娘さんやお孫さんたちが毎日体をさすり、一日の出来事を患者に一生懸命話す様子を目にして、私も彼らと過ごす時間を愛おしく感じていました。

胃ろうをつけたとき、娘さんから「父はお酒が大好きで、今までもスプーンで1杯ほどの薄めた焼酎をたまに飲んでいました。胃ろうではもうお酒は飲めませんか?」と質問を受けました。ふつうに考えればＡＬＳの患者に酒などとんでもない話ですが「少量なら胃ろうに酒を入れても大丈夫ですよ」と伝えました。私の答えに娘さんの表情は明るくなり、患者も目をパチパチと瞬きさせて喜びを表現していました。

それからは夕方6時に、お酒を少しだけ胃ろうの栄養に混ぜるようになりました。胃ろうで体内に入った栄養は胃で吸収されますから、ふつうに酔う感覚を味わえますし、体がポカポカして気持ちが良かったのではないかと想像できます。

私は7年間、この患者のもとに通いました。後半は糖尿病と褥瘡に悩まされましたが、訪問看護ステーションと協力しながら入浴も継続できましたし、最期まで本人の希望どおりリハビリも続けました。

その間、娘さんは気丈に頑張られました。痰の吸引も上手にやっていましたし、病状の変化を的確に教えてくれるので私も助けられました。彼女には幼稚園に通うお子さんもいて時間的にも精神的にも苦しかったと思うのですが、父親の前ではいつも笑顔でした。

最期は敗血症でお別れを迎えました。娘さんには「本当によく頑張りましたね。お父さんは幸せだったと思いますよ」と声をかけたところ「心の中では苦しくてつらくて、逃げ出したい日もありました。でも、先生や看護師さんが来てくださって心強かったです」とまっすぐに私を見ておっしゃった光景が忘れられません。

今も私は、娘さんの家族のかかりつけ医です。この家族のように、2世代、3世代と関われるのは、在宅医療の医師として嬉しい限りです。

訪問看護ステーションの設立で在宅医療がより充実した

在宅医療専門のクリニックを開業し、訪問数が増えていくと、医師と看護師のコミュニケーションの大切さを強く感じるようになりました。基本的に医師の訪問は2週に1回ですが、看護師の訪問は患者によっては週に複数回にわたります。つまり医師より看護師のほうが患者との絆が強くなりますし、病状の把握もできる立場にいるのです。

訪問看護ステーションの選択は患者側がケアマネジャーと相談して決定しますから、医師はアテンドされた看護師とやりとりしながら医療ケアを進めますが、やはり近しい看護師のほうが連携を取りやすいのも事実です。私はどちらかというと、一般的には看護師が行う処置も自分でやってしまうタイプです。患者の家を訪問した際もインターホンを鳴らすのは私です。真っ先に患者のそばに近寄り、体位を変えるとか、血圧の測定、採血、注射も自分でやってしまいます。そのほうが、効率が良く、患者とのコミュニケーションにもなります。

いつも一緒に仕事をしている看護師なら阿吽の呼吸ですが、慣れていないと看護師は「そんなことを先生にさせて申し訳ない」と恐縮してしまい、私のほうも「あっ、あれは任せたほうがよかったかな」と余計なことを考えてしまいます。それなら自分たちで訪問看護ステーションを持てば、気心の知れた看護師との仕事が多くなる可能性が高いですし、看護師とのネットワーク強化にもつなげられます。

そうした理由から、在宅医療専門のクリニック開業の2年後、同医療法人で訪問看護ステーションを開設するに至りました。自宅や介護施設など、住み慣れた環境でその人らしい生活を送ってもらうことを目標に、かかりつけ医の指示のもと、看護師だけでなく、理学療法士や作業療法士もスタッフとして仲間になってもらい定期的な訪問を開始したのです。

看護師は医療のプロですから、患者に対してさまざまな医療行為を実施できます。バイタル測定や健康状態の管理はもちろんですが、医師の指示のもと、注射や点滴などの刺入部の消毒、褥瘡の措置、痰の吸引、点滴・カテーテル・酸素吸入器・呼吸器などの管理も可能です。薬に関しては適切に服薬できているかの確認だけでなく、効果が適切に表れているか、副作用はないかなどもチェックします。衛生面においても、導尿や排便のコントロールに始まり、入浴、手浴、足浴、爪切りなどを実施し、家族の負担を軽減する役目を担うのです。

看護師は、がん患者の痛みをコントロールする緩和ケアや終末期の心身のケアも行います。死を受け入れられない患者は、時に恐怖心から暴言が出ることもありますし、眠れない夜を過ごすなど情緒が不安定になります。そのようなときに寄り添い、メンタルのケアを行うのも訪問看護師の仕事の一つです。

家族に対しては病気や介護のことで不安がないかを確認し、必要があれば医師やケアマネジャーと相談しながら、家族の不安を取り除けるように支援します。

患者が訪問看護ステーションを選択するので、まれに所属の違う看護師と仕事をするケースもありますが、多くは同医療法人内でペアが組めるようになり、私たちのクリニックの在宅医療はますます充実したものになっていきました。

寝たきりでも歯科治療を可能にしたい。訪問歯科クリニックを始動

訪問診療を続けていると、どうしても私たち医師では関われない疾患に出くわすことがあります。それが歯科治療です。「先生、歯が痛いです」「入れ歯が合わなくて食事ができません」などと訴える患者がいても、内科医の私には治療も入れ歯の調整もお手上げです。

高齢者の多くは歯磨きが十分にできず、虫歯や歯周病になりやすくなります。すでに部分入れ歯や総入れ歯をしている高齢者も多くいますが、骨密度が減り徐々に顎の骨が薄くなっていく高齢者の場合、入れ歯が合わなくなってしまうケースは少なくありません。ちなみに厚生労働省の「2016年歯科疾患実態調査」によると、後期高齢者でブリッジ、部分入れ歯、総入れ歯など、何らかの義歯を使っている人の割合が

8割以上と報告されており、非常に高い割合だと分かります。

とはいえ、訪問診療を受けている患者を歯科医院に連れていくというのは家族にとっても本人にとっても大きな苦労を伴います。連れていけたとしても、寝たきりの人は歯科クリニックの椅子に長時間座ることが難しく、常設された洗面台でうがいをするのも難しいと考えられます。

歯科治療を望む患者の多さに驚いた私は、訪問歯科専門のクリニックを立ち上げることにしました。開業は訪問看護ステーションのオープンから2カ月後でした。歯科医師と歯科衛生士が自宅や介護施設を訪問し、歯科治療はもちろん、口腔ケア、義歯や口腔粘膜清掃法の指導、摂食や嚥下機能の訓練指導、口腔の機能全般の訓練なども実施します。ポータブルユニットと呼ばれる移動可能な機器一式とポータブルレントゲン照射器を持参するので、歯科クリニックと同様の治療やケアができるのです。

食事をよくこぼす、上手く飲み込めない、誤嚥性肺炎の予防、口臭の緩和、口内炎の予防など、患者と家族が困っている口腔全般の悩みを訪問歯科で解決できると、生活の質は確実に向上します。また、入れ歯が合わないとか、虫歯や歯周病で痛みがあってしっかり噛めないと、認知症を患うリスクが高まることも分かっていますから、地域住民の健康を守るという意味でも訪問歯科を立ち上げられたのは非常に有効だったと思っています。

入院先確保のために、クリニックから病院へ転身

２０１６年は私にとって大きな変革の年でした。訪問看護ステーションの開設、訪問歯科クリニックの開業に続き、内科クリニックから60床を持つ病院へと移行したのです。

クリニックと訪問診療を合わせると、患者数は４００～５００人という膨大な数に膨れ上がってきていました。こうなると問題になるのがいざというときの入院先の確保です。患者数が少ないうちは、地域の病院の残り病床が少なくても昔のよしみで知り合いの医師に頼み込んで入院させてもらうこともできましたが、いつの間にか、そうもいっていられない患者数になっていたのです。大病院に頼んでも、慢性疾患の

ある高齢患者はなかなか受け入れてもらえません。理由は簡単で、医療と介護を同時にしなければならないからです。例えば、高齢患者は認知症を併発していることが多いですが、そのような患者は点滴を自分で取り外してしまったり、勝手に外に出てしまったりするため、常に医療スタッフが患者の側について対応する必要があります。当然、これは病状であるため仕方のないことです。しかし、大病院では救急の患者の割合が多いため、手術などの対応がどうしても中心となり介護がメインとなっていません。認知症のある高齢患者に食事をさせるにも看護師が付きっ切りにならなければなりませんし、介護処置も頻繁にしなければなりません。人員不足の大病院が嫌がるのも頷けるのですが、だからといって入院させないわけにもいきません。

受け入れ先を探すのに苦労するなら、自分たちでベッドを持つのが最も有効な解決策です。私なら認知症も併発している高齢者がたくさん入院してきたとしても、スタッフ全員に正しい知識を持ってもらえるように指導ができます。長く在宅の患者を診てきた私の経験がモノをいう部分でもあったのです。

そう考えていた矢先、ある病院の院長が勇退され、病院の経営譲渡を検討しているという情報が耳に入りました。

60床規模といえば、決して小さな病院ではありません。経営にたけているわけでもない私に采配が振れるのか、患者に満足してもらえる医療を提供できるのか、とても悩みました。患者のため、地域のために必要な病院であることは間違いありません。ここで決断をしなければ今までやってきた地域医療の歩みが止まってしまうことも分かっていました。

そして、ここでも妻の言葉が私の背中を押してくれることになります。「だめだったら撤退するという選択もあるのだから、とにかくチャレンジしてみては」と言ってくれたのです。

まったくそのとおりです。「やらない」という選択は、「失敗」より重い罪になります。これまで私を信じてかかりつけ医として働かせてくれた地域の人たちに恩返しをするためにも、チャレンジしようと決断しました。そうして内科、消化器内科、循環器内科、糖尿病内科、漢方内科、整形外科、リハビリテーション科を持つ病院として新たなスタートを切ったのです。

老々介護、独居高齢者を救う老人ホームとデイサービスの開所

入院設備を持った病院を開院すると、今度は退院する患者の行く先で悩むことが増えてきました。訪問診療も訪問介護も充実させているとはいえ、自宅に戻っても老々介護になる人たちが圧倒的で、病気が完全に治っているわけではない患者の介護を担う家族の負担が非常に大きくなってしまうのです。

介護者の負担を軽減するには、日中だけでも患者が生活できる場として「デイサービス」の利用が望まれます。入浴や食事をしたり、リハビリを受けたり、趣味の活動やレクリエーションにも参加ができますから、患者も有意義な時間を過ごせますし、介護者は自分の時間を持つことが可能になります。

ただ、デイサービスがあったとしても、介護する人も病気を持っている場合や独居の高齢者では自宅での生活は厳しいこともあります。そうなると介護施設を勧めるしかありませんが、介護施設の紹介を私たち医師はできる立場ではありません。患者

から「良い施設を紹介してくださいと尋ねられても、明確に「ここは良いですよ」「ここはおすすめできません」と口にすることはできないのです。

ケアマネジャーや地域の支援者などに相談し、立地やサービス、料金などを鑑みて患者とその家族で選択してもらうのですが、「先生が診察に来ないじゃないか！」「看護師さんが怖くてあんなところ嫌だよ」と退去してきてしまう人がいたのです。介護施設にもいろいろな事情があるでしょうし、患者側のわがままもあるかもしれません。ただ、そうした声を聞いているうちに「それなら私たちが介護施設をつくればいいじゃないか」と、私の中で結論が出たのです。

２０１８年に住宅型有料老人ホームとデイサービスの事業所を開所、その後も、ケアプランセンターや新たな施設を開所していきました。老人ホームには看護師が24時間常駐し、夜間や緊急時も対応できるようにしました。デイサービスは老人ホームに併設されているので、日中はデイサービスでさまざまな活動ができるようにしています。自宅で過ごすのと変わらない、自分らしい生活をしてもらいたいと願い、できるだけ「住まい」としての雰囲気を崩さないようにしています。

とはいえ、老人ホームに入るだけがすべてではありませんし、入居するタイミングはその家族によってさまざまです。自宅にいれば孫やひ孫の顔を見られる機会が多いというのなら、在宅医療と在宅介護のシステムを使って、できるだけ長く家で過ごさせてあげたほうが元気でいられる可能性は高くなります。ホームに入居してしまえば、若いスタッフはいたとしても、血のつながった孫やひ孫ほどのパワーは与えてあげられません。

一方で老々介護であるなら、早めにホームに入居したほうが体を動かす機会も会話をする機会も増えて、認知症の発症や進行を阻止できる場合があります。介護を担っていた高齢者にとっても、自分の好きなことのできる時間が増えて、充実した生活が送れる可能性があります。

一人の高齢者の住まう場所を決めるにあたっては、それぞれの家庭の事情や関わる人たちの状況も見極める必要があります。老人ホームをつくったからといって「満室」にすることにこだわらず、必要な人が入居できるように、かかりつけ医が患者の背景を丁寧に聞き取ることが大切だと感じています。

人材育成で心掛けるべき法則、組織が大きくなったときの人材配置

小さなクリニックからスタートした私の経営は、病院、在宅医療クリニック、訪問看護ステーション、訪問歯科クリニック、老人ホーム、デイサービス、ケアプランセンターと裾野が広がり、力を貸してくれるスタッフの数もたいへん多くなってきました。

当初はスタッフの誰もが私と顔見知りで家族のように話のできる間柄でしたが、最近は顔を知らないスタッフも増えてきています。母体が大きくなれば当たり前のことですが、クリニック一本でやっていたときと明らかに違うのは、私自身が「経営者としての顔」を持たなければならなくなった点です。

最近は「PDCAサイクル」、「Plan（計画）」を立て「Do（実行）」、「Check（評価）」を行い「Action（改善）」で業務の改善や効率化を図る手法を国が推奨しています。これらの一連のプロセスを繰り返し行うことで、事業全体が継続的に

PDCAサイクル

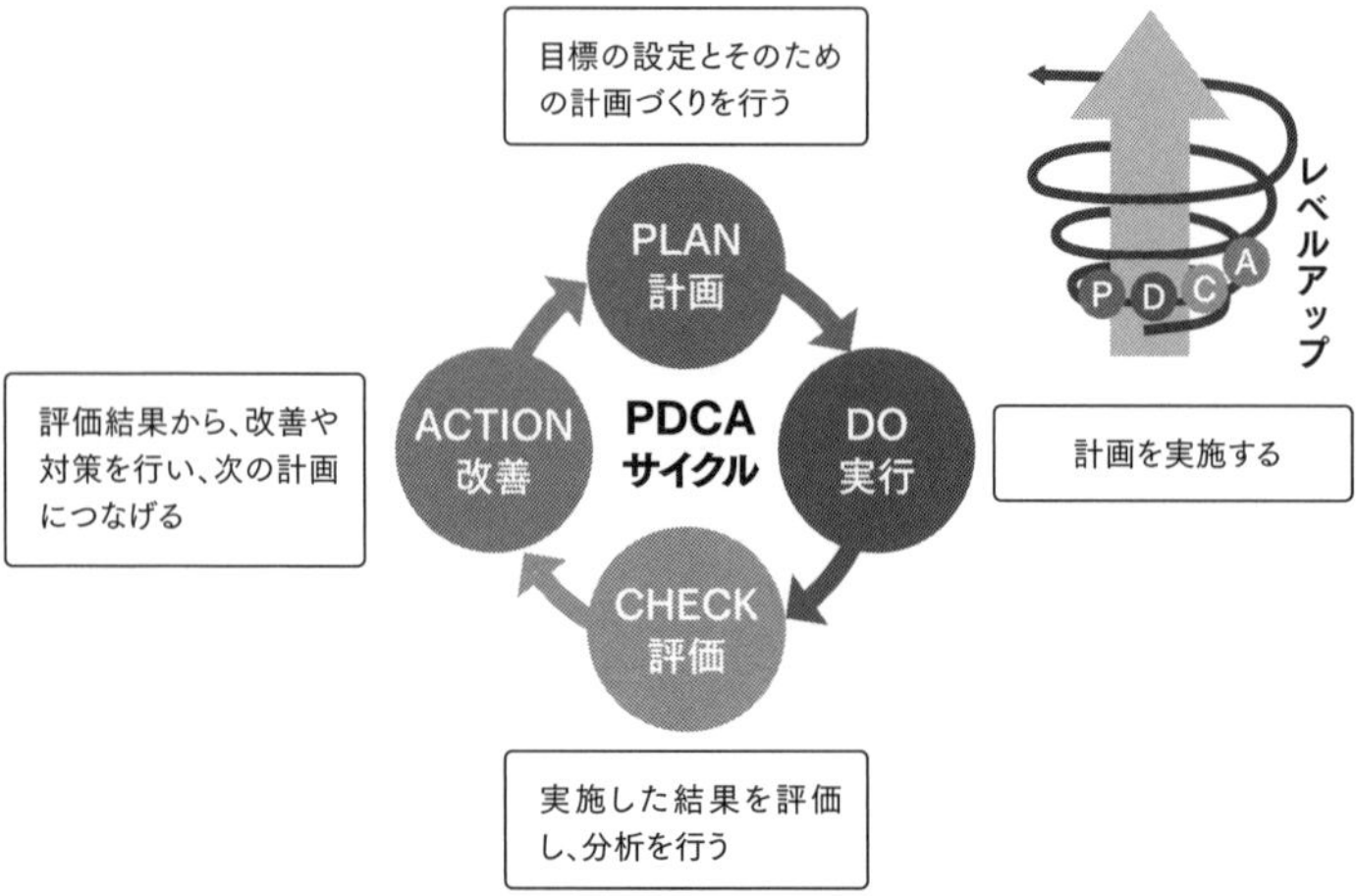

（厚生労働省「令和2年度　生活衛生関係営業 営業者取組事例集」）

成長していくこととされています。

確かに多くのスタッフに不足ない対価を支払い、職場環境にも満足してもらうためには、目標の設定から改善への流れはとても重要です。経営者がＰＤＣＡサイクルを土台にした計画を行っているのも事実です。ただし、私の考える目標は「売上」とか「患者1人当たりの単価」ではありません。あくまでも患者とその家族が「この医療や介護を受けてよかった」と心から満足してくれることが第一です。どこまでいっても目標はその一点です。当然、ＰＤＣＡ

サイクルの目標も患者一人ひとりの設定が必要になってきます。

一人暮らしの患者の在宅療養であれば、目標は「食べることが好きな患者ができるだけ長く口から摂取できるようにする」であるとか「趣味の家庭菜園を続けられるためには」といった具体的なものにするのです。現場で働くスタッフに対しては「目標」の提示はしても、「評価」を点数でするようなことはしません。スタッフが感じた患者の様子、反応を報告してもらい、そこからさらに満足度を上げるためにどうしたらよいかを一緒に考えるようにしています。

言葉で「こうしてください」「こんなやり方はだめです」と指導してもそこには主従関係しか生まれません。それよりも、目標を理解した経験の長い医師や看護師、介護士が、自らの働く姿を見せて後輩たちに学んでもらうスタイルが最適解だと考えています。

こういう言い方をすると「昭和のやり方だ」「古くさい」と一刀両断する人もいます。しかし、医療や介護は現場がすべてです。今、その時に現場で何が起き、どんな対応が必要かを考えて行動できるのは、そこにいるスタッフしかいないのです。ですから、新人のスタッフには経験のあるスタッフに同行してもらい、現場で学んでもらうのが何より大切だと考えています。座学ももちろん怠るべきではありませんが、現場で学べる環境をつくることが経営者としての役割だと考えています。

大切なのは同じ方向を見られるスタッフ

そもそも医療とは「患者が望むものを供給する」ことがすべてです。特に高齢者の場合、痛みさえ取れれば積極的な治療は不要なのか、一日でも長く命をつなぎたいのか、どこで治療を受けたいのかなど、求められる医療の範囲は患者によって、そして同じ患者でも病状や環境によって変化するものです。そうした患者が今求めるものを感じ取る繊細な心を持ち、真摯に医療や介護を提供していく。シンプルですが、これ以上でもこれ以下でもないのです。

「患者は何も分かっていない」と横柄な物言いをする医療人もいないわけではありませんが、私は、基本的に患者は賢いと考えています。自分の命、そして自分の人生を思うとき、人は最も真剣になるはずです。深く考え、勉強しようとも思うでしょう。昨今のインターネットの発達は、ますます患者を賢くしていますし、さまざまな医療パターンを知る機会が増えていますから、治療に関しての望みも明確になってきています。

昔は「先生の思うように治療してくれ」「命は先生に預けた」と発言する患者が圧倒的でしたが、今は治療方法だけでなく、治療する医師を選び、使用したい薬のメーカーを指定する患者さえいます。

こうした医療現場の環境下で患者に真摯に向き合うのは、実は難しい一面もあります。テレビや書籍で「この病気には○○を食べるとよい」「△△という治療法は効果がないらしい」などと紹介されると、患者はそれらを信じて、医師や看護師、介護士にも情報を共有し、押し付けてくることがあります。もちろん、それらの情報がすべて正しいわけがありません。科学的な効果が立証されていなければ、専門家として否定しなければならない、厳しいことを言わなければならない場面も出てきます。

高齢者医療では患者のほうが医師やスタッフよりも年上です。人生経験豊富な相手に対して、現実を直視した正しい発信をするのは正直高いハードルでもあります。しかしそれまでの関係性が確立されていれば、ほとんどの場合、話はきちんと伝わります。患者に流されず、それでいて対立するのではなく真摯に向き合う。それが医療人、介護人としての基本だと私は考えています。

患者を人としてリスペクトすること。

そのうえで、プロとして必要な仕事を真面目に行う。

私がともに働くスタッフに求める最大のポイントはこの2つに絞られます。同じ方向を向いて働くために必要なのはこの2点に凝縮されるのです。

近年は看護師も介護士も不足しており、外国人のスタッフも増加してきています。日本人と同じような心構えを持てるのかと不安視する向きもありますが、とんでもないことです。彼ら、彼女らは、言葉の壁がある分、先輩を見て学び、真摯に患者と向き合って働いてくれています。

体力・気力が必要な在宅医療を担うかかりつけ医

訪問診療を行うには十分な体力が必要です。日本医師会が在宅医療を実施する医師に「在宅医療を実施するうえで特に大変なこと」を調査した結果でも、「医師自身の体力」と回答した者が７割近くいました。

体力が必要となる理由は、調査でも上位に上がっている「24時間の往診体制」や「24時間連絡を受けること」にあります。私自身も訪問診療を開始してしばらくは寝る間を惜しんで診療に当たりました。患者から電話があれば真夜中でも正月でも対応し、必要があれば看護師を向かわせ、私自身が患者宅まで駆けつけることもありました。

だからといって「体がしんどくて辞めたい」と思ったことは一度もありません。患者のもとへ行けば、自分が必要とされている事実に向き合えます。対応をすれば感謝される。医療人としてこれほどの喜びはありません。患者が送りたい人生を送るため

在宅医療を実施するうえで特に大変なこと

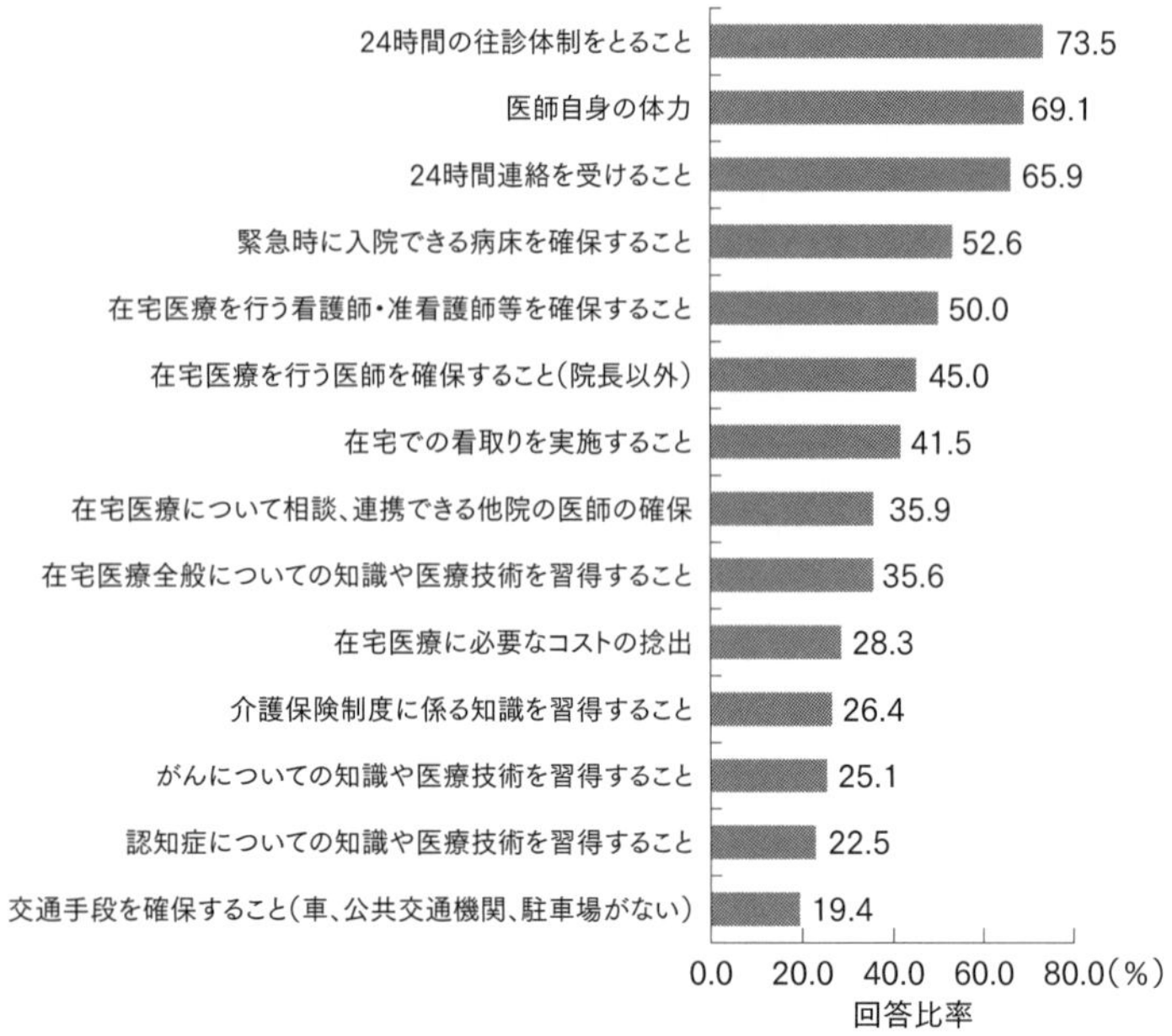

（公益社団法人日本医師会「かかりつけ医機能と在宅医療についての診療所調査結果」）

の手伝いができる。その幸せが大きく、苦労と感じることはなかったのです。

残念なことに、最近の若い医師たちの中には訪問診療の24時間対応を「過重労働」として嫌う者もいます。「働き方改革」が叫ばれるなか、24時間いつでも電話に出られるように準備して待つというのは時代錯誤に思われるかもしれません。

しかし、実際には真夜中の電話が毎晩のようにくるわけではありませんし、たとえ電話がきたとしても口頭で対応するだけで実際に足を運ばないケースのほうが多いのです。

地域の高齢者や障がい者のために力を発揮したいと考えるなら、まずはチャレンジしてみてほしいというのが私の率直な意見です。

ただ、国にも物申す必要があると感じています。２０２４年４月から厚生労働省が「医師の働き方改革の新制度」をスタートさせます。医師の時間外労働時間は原則として年９６０時間、月１００時間未満に制限され、月の上限時間を超えて働く医師がいる場合、追加的健康確保措置として、面接指導や必要に応じた労働時間の短縮や宿直回数の削減を講じなければならなくなります。

こうした施策は「言うは易く、行うは難し」になりがちです。なぜなら、高齢者を診る医師にとって、最も時間を取られるのは診察ではなく、書類作成などの事務作業だからです。報告を怠るべきではありませんが、煩雑な書類作業が医師の時間を奪ってしまうのです。学校の教師も書類を作成するために残業が減らないといわれますが、医師も同じです。書類の簡素化が可能になれば、訪問診療の医師の働く時間は軽減されるはずだと私は思っています。

また、訪問診療では気力の充実も必要です。新人医師や看護師が、先の短い命に接するとか、看取りの現場を経験すると、気力を吸われてしまう感覚に陥ることがあります。一般の人でも、ドラマや映画で人が亡くなるシーンを観ると心が痛み、肩を落とすことがあると思います。医療人は命の終わりに慣れていると思われるかもしれませんが、ほとんどの者は、幾度直面しても看取りは寂しくはかないと感じているのです。

ただ、感情論が勝ってしまっては仕事になりません。医師はある程度、患者の死期を予測して、最終段階の医療やケアを計画し、看護師や介護士に指示を出さなければなりません。しかもその準備の仕方は、患者の疾患の種類や病状によっても異なります。がんではラスト数日で急激に容体が悪化するケースが多いのですが、老衰では少しずつ心身の機能が低下します。慢性疾患の患者は心身機能の浮き沈みがあり、死期の予測が難しくなります。

それぞれの特徴を鑑みながら、患者の状態を観察し、点滴の量を減らしていくとか、痛み止めの麻薬の量を増やすといった処置を続けていきます。看護師や介護士も医師の指示によって、それまでとは違うケアをしなければならないこともあります。家族や親しい人に、患者と会ってもらうように伝える切ない仕事も待っています。

つまり感情をどこかで押し殺し、弱っていく患者、そして悲しみに暮れる家族に対応をしていく。その任務が気力を使う大きな部分ではないかと思います。強い心を持てとは決して思いません。しかし、プロ意識を前面に押し出す気力は常に持ち続ける必要があるのです。

ピンピンコロリを目指して、医者ができること

日本人は昔から寝たきりにならず、「ピンピンコロリで死ねたら本望」といいます。２０１８年に日本ホスピス・緩和ケア研究振興財団が発表した調査でも、７割を超える人が突然死、いわゆるぽっくり死を望んでいます。特に60歳以上はその願望が顕著

平均寿命と健康寿命の差（2019年）

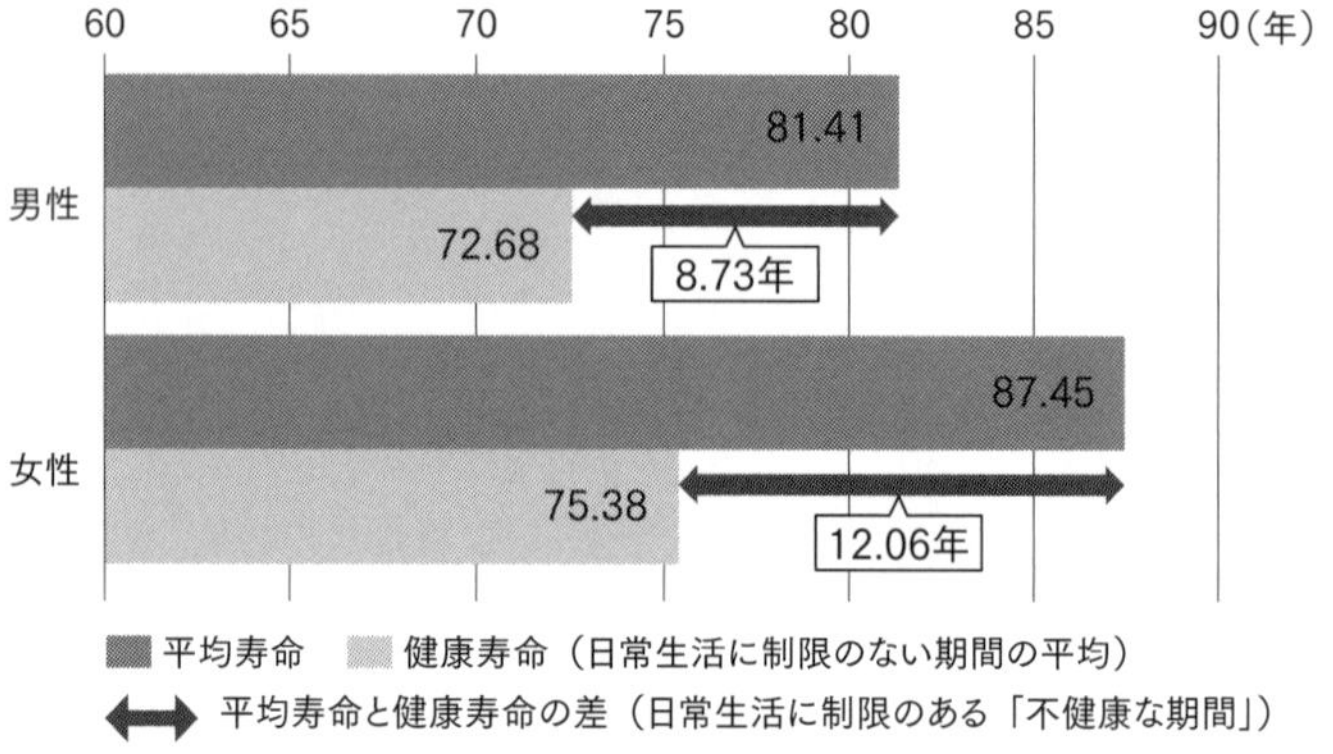

（厚生労働省 e-ヘルスネット「平均寿命と健康寿命」）

理想の死に方（自分の場合）

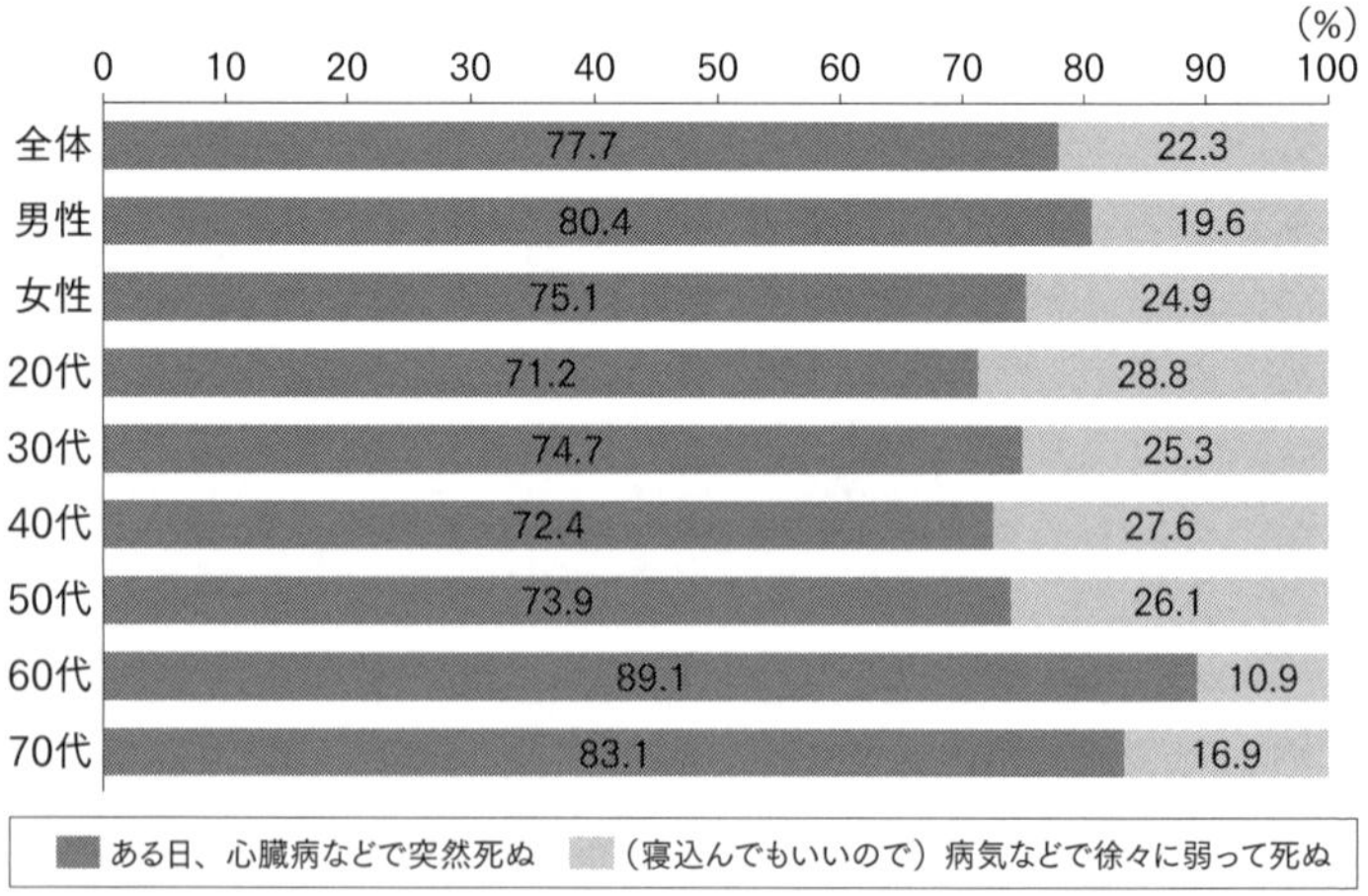

（公益財団法人 日本ホスピス・緩和ケア研究振興財団「2018年度ホスピス・緩和ケアに関する意識調査」）

になっています。

ところが医療が進歩した現代日本では、元気に過ごしていた人がある日突然、ぽっくり亡くなるというケースは少なく、もし元気な人が突然意識不明になったとしても、医療措置によってコロリとは逝かせてもらえないのが実情です。

そこでまず第一に考えなければならないのが健康寿命と本当の寿命の差です。「健康上の問題で日常生活が制限されることなく生活できる期間」を示す健康寿命、そこから本当の寿命までの差は厚生労働省が発表している2019年のデータによると、男性で約8・7年、女性で約12・0年と報告されています。10年前後も医療や介護の助けを借りた不自由な生活をしなければならない可能性が誰にでもあるのです。

健康寿命を縮めてしまう主な原因は、内臓の機能の低下、筋肉や骨の問題、がんなどの病です。いずれも薬漬けになりますし、徐々に体の機能が失われ、着替えや入浴は人の手を借り、トイレも自力では行けなくなり、やがておむつが必要となります。口から食事ができなくなれば胃ろうや輸液に頼るしかなくなり、「もう生きていたくない」「人生を終わらせたい」と訴える人もいるような状態です。

このような寝たきりの期間をなくすにはどうしたらよいか。それはもう運としかいえません。なぜなら、それまで薬を服用することもなく健康でいた人が、ある日突然倒れるとすれば、交通事故などのケガで一瞬にして命を奪われるか、潜んでいた病気に気づかず突然心臓が止まった状態になったか、そのいずれかくらいです。

脳梗塞、脳出血、くも膜下出血に代表される脳卒中、それから狭心症、急性心筋梗塞、不整脈などの心臓病も突然死のリスクがありますが、命を失う状態というのはかなり病気が進行し、死に直面する以前になんらかの症状が出ていたはずですし、健康診断を受けていれば治療対象となっていたはずです。

それに、もし脳卒中や心臓病を発症して突然倒れたとしても、救急車で運ばれれば蘇生処置が行われます。集中治療室に運ばれて人工呼吸器につながれたり、緊急手術が行われたりと疾患によって対応は違いますが、現代医療は素晴らしい力を持っていますから、命を取り留める人がたくさんいます。

「ただし」です。その後の人生は大きく変わってしまいます。半身不随になる人もいれば、なかには意識の戻らない状態になる人もいます。長期間の入院で認知症を発症する、胃ろうを装着する、人工呼吸器が外せなくなる人もいます。ピンピンコロリのチャンスは一転して最も望まなかった寝たきりに変換されてしまうのです。

私が救急医療に携わっていた頃に交通事故に遭い脳死状態で運ばれてきた男性がいました。足は切断され、潰瘍ができていました。抗生剤を使っても全身に菌が回ってしまい、最終的には透析で血漿《けっしょう》交換まで行ったのですが患者の意識は戻らず1～2カ月間、脳死状態で治療が続けられました。次第に耐性菌（細菌やウイルスが薬に対する抵抗力を持つと、薬でその増殖を抑えられなくなる）が生じて薬の効果が表れにくくなり、ほかの部位にも菌が移っていきます。誰が見ても意味のない治療なのですが、家族が「諦めない」と言えば治療を続けるしかありません。最終的には敗血症で亡くなりましたが、何千万円という治療費がかかっていました。これを突然死の一つに入れるのか判断に迷うところではありますが、交通事故でさえ延命によってピンピンコロリが叶わない例があるのです。

では反対にどんな病気なら死が楽になるのか。図は、日本ホスピス・緩和ケア研究

理想の死に方とその理由

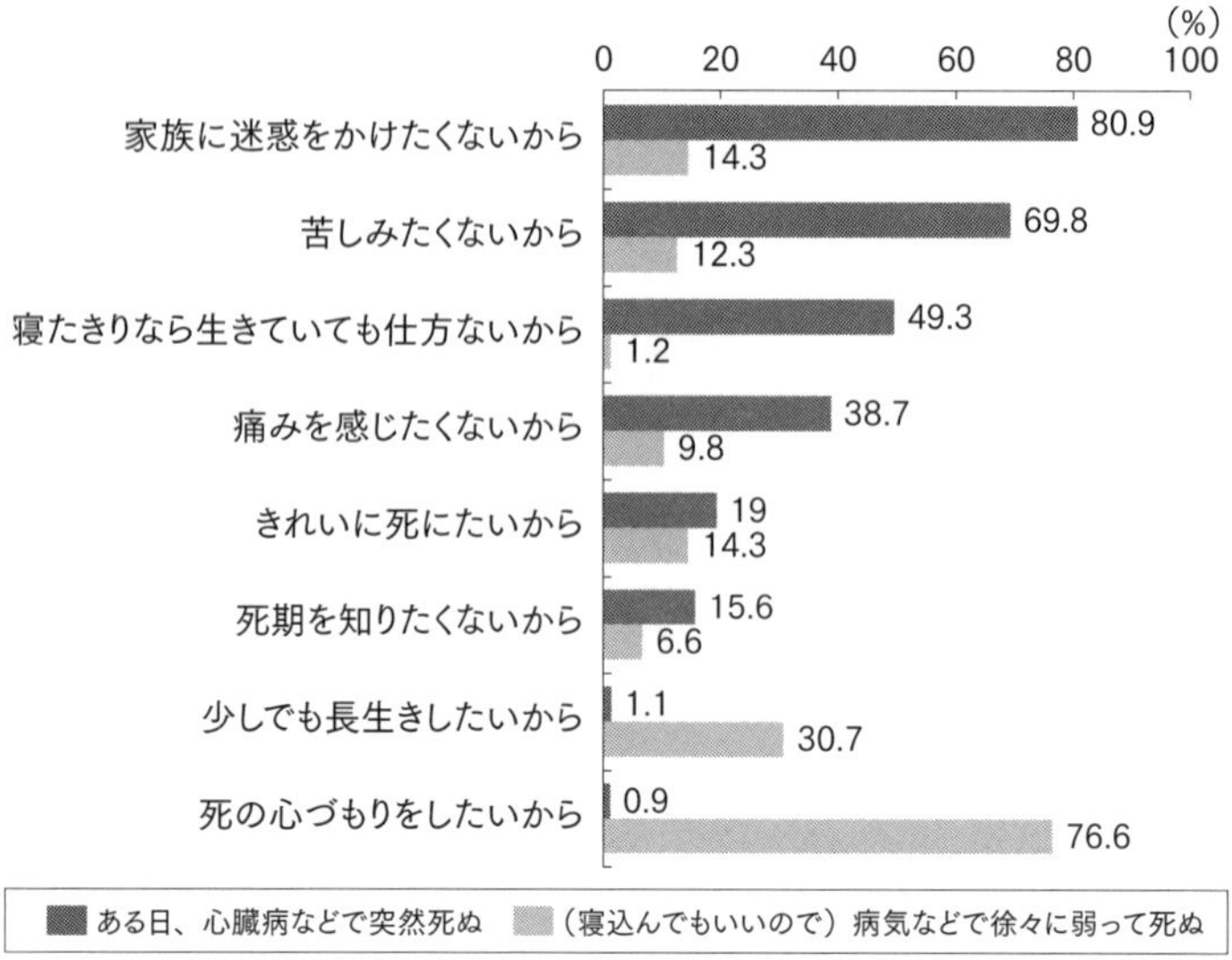

（公益財団法人 日本ホスピス・緩和ケア研究振興財団「2012年度ホスピス・緩和ケアに関する意識調査」）

振興財団が、理想の死に方について、「ある日、心臓病などで突然死ぬ」か「（寝込んでもいいので）病気などで徐々に弱って死ぬ」かを選んでもらい、その死に方が「理想だと思う理由」を尋ねた調査結果です。

意見の多い「家族に迷惑をかけたくないから」は、例えば認知症で周囲に迷惑をかけるケースなどが考えられます。「苦しみたくないから」「痛みを感じたくないから」は、血管系の疾患で食べ物に制限が出たり体の機能障害が生じたりすることや、肝臓や腎臓の症状がきつく現れたりするケースが考えられます。

もっとも、意見の多い「苦しみたくないから」を考慮するなら、実は高齢期のがんは理想に近い最期を迎えられる病かもしれません。高齢になるほどがんの進行は緩慢になります。手術、抗がん剤治療、放射線治療という３大治療をしなければ、数年かけて少しずつ体が弱っていきますから、身辺整理をする余裕があります。痛みは緩和のための麻薬でコントロールできますし、末期には餓死に近い状態になりますが、点滴で水分調整を行えば苦しまずに済みます。

とはいえ、がんを宣告されたときに「標準治療をしない」という選択ができる患者は多くはありません。それまで「自分はいつ死んだってよい」「早くお迎えがきてほしい」などと言っていた患者が、手のひらを返すのは本当によくあることです。

「思い残すことは何もない」と常々言っていた80代の女性に肺がんが見つかったときには「手術は体の負担になるし、家族に囲まれてゆっくり過ごすほうがよいのでは？」と私が提案すると「いいえ、先生、がんセンターを紹介してください」と即答されました。

食道がんで手術をした経験のある男性が、「俺は寿命を受け入れる準備ができている。次は手術しない」と息巻いていましたが、新たに胆管がんが見つかり余命3カ月と診断されたところ、即座に手術を希望してきました。手術が成功したあとに、どんな心境の変化だったのか尋ねてみたところ「余命を宣告されるとね、やっぱりもうちょっと生きたいって思うんだよ」と本音を吐露されました。

しかし、この男性は術後の入院で筋肉や骨が衰えてしまい、1年後に脊椎の圧迫骨折を起こしてしまいます。そして半身不随の寝たきりとなり数カ月後に亡くなりました。亡くなる少し前に話をしましたが「がんを治療せずにいたら、もう少し長く自由に動けていたのかな……」と寂しそうにつぶやいていたのが忘れられません。

人それぞれどんな最期が待ち受けているかの予測はできません。結局は薬を飲むような病気にならず、内臓も筋肉も骨も健康を維持するのが最善ではあるのですが、何が起きるのかは誰にも分からないのです。

ピンピンコロリを望んでもどんな最期を迎えるか分からない以上、かかりつけ医としてできることは、患者の病気を見落とさないようにする、そして健康にまつわる正確な情報を発信することくらいです。患者から「ピンピンコロリで逝きたい」と言われると、私は「毎日お祈りしておくしかありません」と笑って答えることにしています。

第5章

地域に優秀なかかりつけ医が増えれば多くの患者が救われる

異邦人だった私が日本の地域医療に果たすべき使命

中国だけでも9000万人の労働者減となり、超高齢社会へ突入する

私の祖国である中国は2021年に65歳以上の高齢者数が総人口に占める割合、高齢化率が14・2%となりました。WHO（世界保健機関）と国連が定めた高齢化の定義でいえばすでに高齢社会に突入しており、2035年には高齢化率が21%を超える超高齢社会に突入、さらに2050年には約5億人の中国人が65歳以上になると予測されています。

日本を上回るスピードで少子高齢化が進む中国では、医療費や介護費などの社会保障支出の増加といった経済的な問題に加えて、圧倒的な労働者と介護者の不足が深刻化するのは避けられない状態です。2023年からの10年間で生産年齢人口は約9%減ると予測されており、2062年の高齢者扶養率は88・6%、1人の高齢者を1・13人の現役世代が支えることになると計算されています。

また、中国独特の問題も抱えています。世界各国で少子高齢化が進んでいますが、

中国における高齢者扶養率の推移

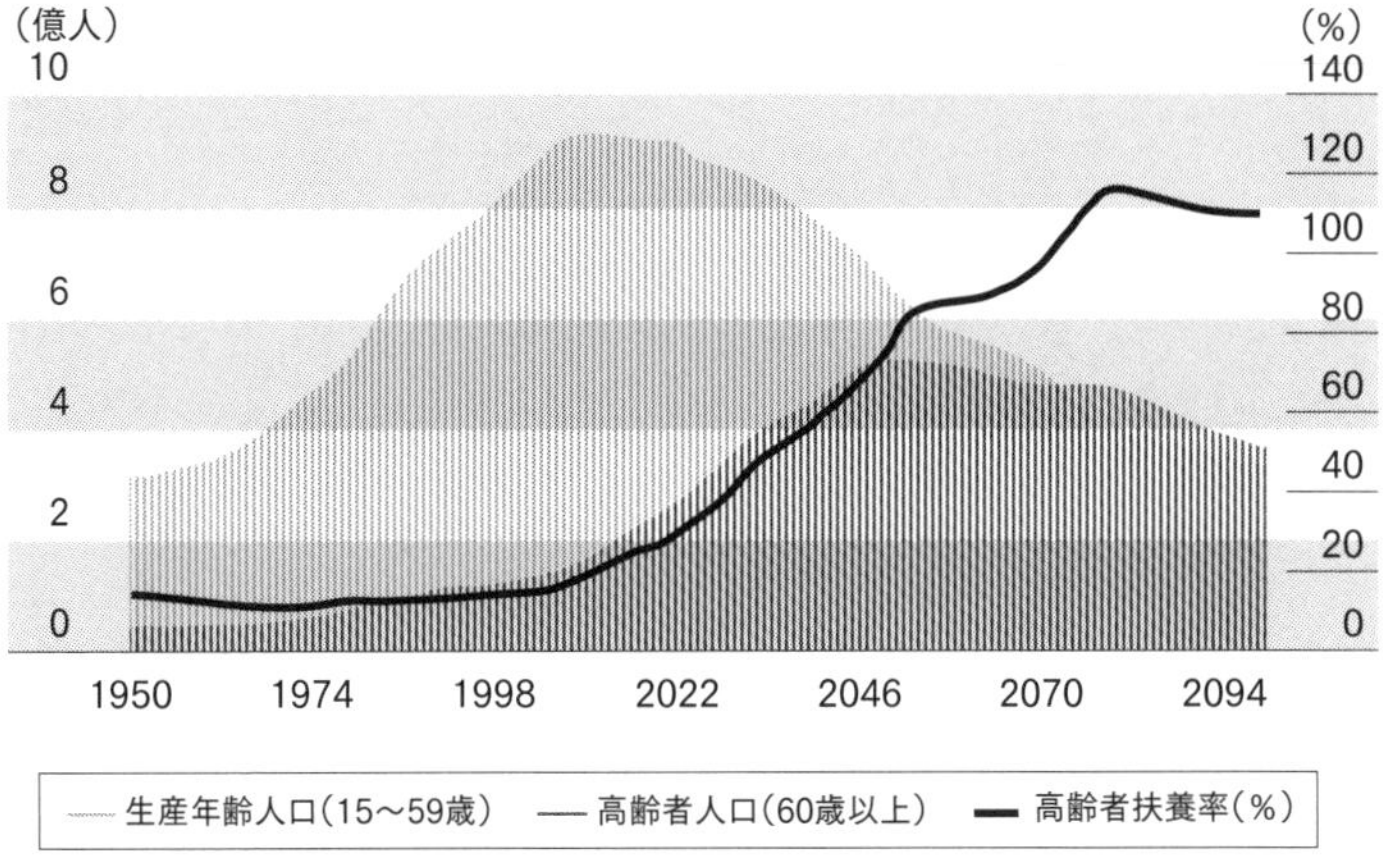

（ニッセイ基礎研究所「中国、『多死社会』の足音」）

1人当たりGDPの推移

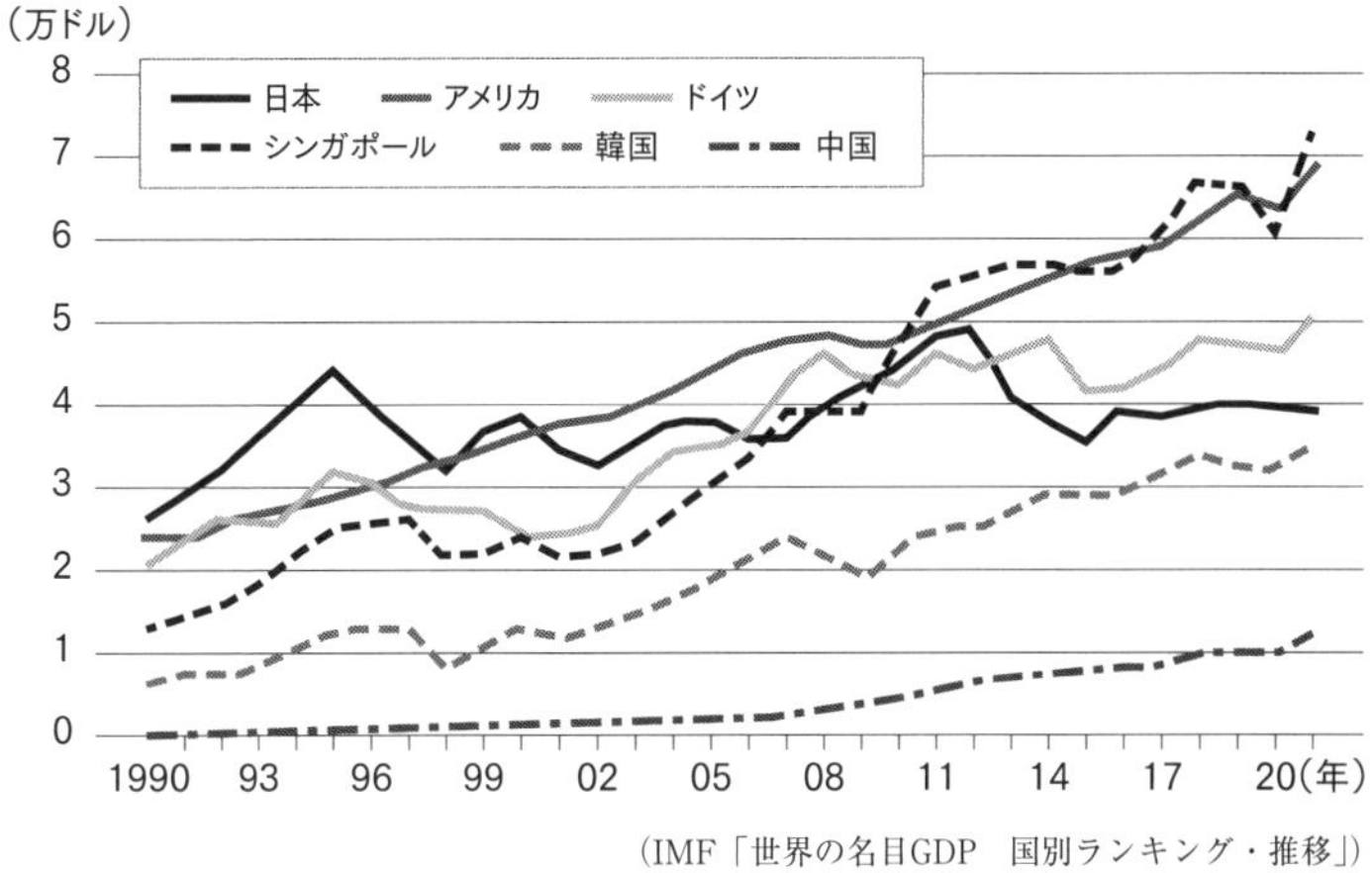

（IMF「世界の名目GDP　国別ランキング・推移」）

ほとんどの国は経済的に裕福となったあとに高齢化しています。ところが中国の場合には完全に裕福になる前に高齢化が始まってしまった現実があるのです。

中国のGDPは世界第2位となっていますが、1人当たりのGDP平均値は世界の主要経済国を大きく下回っています。なかでも社会保障体系の未発達により、高齢者人口に対する保障やサービスがまったく追いついていないのが現状です。

労働人口の減少により年金受給者は年金を負担する者の数を上回っていますし、年金基金への積立金も縮小の一途です。実は中国の年金基金の多くは企業の積立金でまかなわれており、その管理は省ごとに任されています。そうなると、年金基金の地域差が生じるのは当然のことで、ますます貧富の差が開くことも予測されるのです。

2022年には、民間の年金システムを発足させ、個人が投資信託などで年金商品を購入できる仕組みが作られましたが、不動産投資に熱心な中国国民が年金に投資する未来はまだ見えていません。

日本同様、少子高齢化の波が押し寄せる祖国、中国のこれからも私にとっては懸念が大きく、両親への思いも募ります。

多くの人が生涯現役で過ごせる社会を目指して

私が医療の仕事を始めてから30年以上の年月が流れました。当時は60歳定年が当たり前で、それ以降は年金でのんびり暮らすのが日本の高齢者の在り方でした。

しかし、今は60歳で引退などという悠長なことをいっていられるのはごく一部の裕福な層だけです。年金の支給年齢の引き上げ、年金額の削減、さらに高齢者の医療費負担増など、生活を保障するものが音を立てて崩れているのは周知のとおりです。

２０１６年に、当時の安倍政権が「ニッポン一億総活躍プラン」を打ち出しました。性別を問わず、お年寄りも若者も、障がいや難病のある人も、あらゆる場所で誰もが活躍できる、全員参加型の世の中をつくろうという提案でした。

人口が減少しても労働力人口が減らなければ社会は回る。その根底には、働く人すべてが税金や保険料を納めれば財政は逼迫しないという考えがあります。働く人たち全員が社会を支えるイメージです。

しかし実際にはサラリーマン世帯の妻の税金や社会保険料の優遇を緩めようとすれば波紋が広がりますし、高齢者の医療負担を上げようとすれば大反対が起こります。自分の世代に優位な政策を望むのは当然ですが、それでは社会全体の成長にはつながりません。

具体的な解決方法を提案する立場ではありませんが、私は高齢者や母親を含めてできるだけ多くの人が外に出て働くという選択をとるのがよいと感じています。母親が働けば子育てや家事がおろそかになるというのであれば、家事代行サービスを充実させる。介護に当たる家族がいないのであれば、訪問診療や訪問介護、ヘルパーの派遣を浸透させる。独居高齢者が増えるのであれば介護施設をさらに増やす。労働のマンパワーを増やすことで、経済が動く仕組みを改めて考え直す時期ではないかと思うのです。

ただしマンパワーの回し方は慎重に考える必要があります。例えば65歳以上は1日の労働時間を4時間まで、週3日以内の勤務とし、母親の場合は出産前後の時短勤務や産休を確実に取得させるなど、健康を守るための施策を国として確実に遂行してほしいと願っています。

人間の体は、休むべきときに休まなければストレスがかかり、いずれ病となって現れます。無理をして体を壊せば医療費を余計に使うことになりかねません。生涯現役を実現するためにも、必要なときには休み、元気なときには全力で働く。そのメリハリが健康な社会をつくる土台になると思います。

地域に根差した医師としての誇り

少子高齢化、超高齢社会を迎えた日本で、知らず知らずのうちにかかりつけ医となった私ですが、これまでしてきたことに一つも後悔はありませんし、ここまで走り続けてきた充実感も感じています。素直に「頑張ってきた」と誇りに思う気持ちがある一方で、まだ少し足りないと思うところもあります。

地域の高齢者を見渡すと、いまだに介護施設の不足は否めません。老々介護で頑張っているご夫婦、一人暮らしで不便な生活を続ける高齢者。そうした人たちを診察するたびに、気軽な気持ちで入居できる介護施設や高齢者向け住宅の充実が求められていると感じます。新型コロナの流行がなければ、経営する高齢者施設の数を増やせたと思うのですが、ここ数年、足踏みが続いてしまいました。もちろん、まだ挽回する覚悟はありますが、私自身の年齢も上がってきました。ここからは支えてくれる周囲の力を借りてできる範囲の地域貢献をしていきたいと考えています。

人材育成に関しては課題が多いとも感じています。経営が大きくなれば人材の管理は難しくなってきます。目の届かないところもありますし、小さなアクシデントは毎日のように発生します。それらに対してはとにかく真摯に対応するようにしています。誠心誠意向き合えば、必ず良い方向に物事は流れていくというのが持論です。反対に「楽をしたい」「ごまかしてしまえ」という考えが浮かんだ瞬間、収拾のつかない悪いほうへと向かっていくのが常です。

医療の現場ではミスが許されない場面が多々あります。そんなときについ「自分のせいではない」「患者にも非がある」と、最初に言い訳や他責の言葉が出てしまうスタッフに対しての教育は、これからも課題となるでしょう。

また、看護師や介護士の人材不足に対する取り組みも強化しなければなりません。看護も介護も体力を使います。ベテランの知識や経験も重要ですが、体力のある若い力が絶対的に必要です。しかし、日本人の若い人たちは、看護や介護の仕事を重労働と感じるようで、成り手が激減してきており、非常に残念に感じています。地域医療は尊い仕事です。やらずに逃げないでほしい、一生懸命取り組んだら、きっと「この仕事に就いてよかった」と思えるはずです。本書では地域医療の魅力を十分に記したつもりです。医療や介護に興味を持つ若い人たちの目に留まり、若い力が集まってきてくれたらと願うばかりです。

誰もが「スーパーかかりつけ医」になる可能性を持っている

地域に根差す、かかりつけ医の仕事の本質は「患者主体」の一言につきます。取材などで「理想の医療とは?」「先生の目指す医療は?」と質問を受けることがありますが、「理想は医師が考えることではない」と私はいつも答えています。理想を掲げる暇があるなら仕事をしようと思いますし、もし理想を述べる医師がいたとしたら、それは医師の押し付けであり自己満足でしかないと思うのです。

患者がどうしたいか、どうなりたいか、その気持ちを受け止めて、その姿に少しでも近づけるように努力する。それだけです。しかも、患者の希望はその日によって変わります。病状はいつでも同じではないからです。

昨日は「痛みは我慢できる」と言っていても、今日は「こんなに痛いのに、先生は治してくれないのか？」と怒ったり、「手術はしない」と先週まで言っていた人が突然「手術をしてくれ」と言ったり。わがままでもなんでもありません。弱った自分の体と対峙する人の気持ちというのは、揺れ動いて当たり前なのです。

そうしたニーズに常に真摯に向き合い、精いっぱい気持ちを汲んで医療を施す。それがかかりつけ医としての最大の技術だと私は考えています。

もちろん病気の最新情報を知るとか、診断の技術を学ぶことも必要ですが、なによりも真摯に精いっぱい、患者に向き合い寄り添う気持ちが大切です。そうすれば、かかりつけ医を極めた、患者にとって唯一無二の「スーパーかかりつけ医」になることができます。私自身も、医療人としてまだ道半ばで、ますます精進を続けていきたいと思っています。

医療と介護、そして生活も守れる赤ひげ先生として——

日本には「赤ひげ先生」という、かかりつけ医のお手本のようなスターがいると、来日した当時、友人から聞きました。原作は小説『赤ひげ診療譚』で、映画やテレビの題材にもなっていますが、実在した医師がモデルになっているそうです。私も小説を読みましたが、寡黙ながらも心優しい医師が、貧しい地域住民のために身を粉にして医療を尽くす。その姿は尊く、そして高貴に、私の目には映りました。

私の医師としてのスタンスは、赤ひげ先生ほど素晴らしいものでは決してありません。医療を施す以上、お金をもらわないと私も家族も生活できませんし、病院の設備などに投ずる経済力も失ってしまいます。こんなふうに経営を考えていること自体、赤ひげ先生とは大違いです。

ただ、医療に対する心根は、赤ひげ先生と一致する部分を感じています。誰もが自分の体を大切に思い、治療を受けて健康を維持できる世の中であってほしい。そして、医師は地域に住む人たちの健康だけでなく、生活そのものを支える存在でなければならない。赤ひげ先生が私に送ってくれたメッセージはそのようなものでした。かかりつけ医となった私にとって、赤ひげ先生の存在は常に心のどこかにあって私を勇気づけてくれています。

今後の日本では、地域医療を担うかかりつけ医の存在がますます重要になるのは明らかです。大病院の医師は不足し、ベッド数も足りない状況が続くでしょう。地域の人たちの健康をかかりつけ医がしっかりと守り、高齢になったときには病だけでなく、生活全般の相談にも乗れる。そんなかかりつけ医が絶対的に必要になってきます。

多忙な医師に患者の生活にまで口を出すことなんて無理と批判する人もいるかもしれません。でも、だからこそ私は訪問診療専門のクリニック、歯科クリニック、訪問看護ステーション、介護施設、デイサービスなど、高齢者に必要となる医療施設と介護サービスを必要に迫られて立ち上げてきたのです。かかりつけ医が生きるためにも、多職種連携のインフラを整え、誰一人として生きる場所を失わず、最期の時まで輝き続けられる。私の大好きな日本の将来が、優しく温かい世界となるように、これからも尽力していきたいと考えています。

おわりに

最後まで本書をお読みくださりありがとうございました。

中国から日本へ来て早いもので間もなく40年になろうとしています。私に医療のノウハウを教えてくれた日本、多くの患者に出会わせてくれた日本が私は大好きです。

来日当初、私の目には日本人の多くがきらびやかに輝いて見えました。バブル全盛で活気に溢れていたこともありますが、誰もが一生懸命、精いっぱい働き、人生を楽しんでいるように見えたものです。大学院を修了し、病院での勤務が始まると、私より年上の医師たちが長時間労働を苦にもせず、毎日、何十人という患者の診察を行う姿を目にしました。中国にいた頃にも「日本人は勤勉」と耳にしていましたが、真実だったと実感したのを記憶しています。

その頃から私は外来が楽しくて仕方ありませんでした。患者の話を聞き、心身のつらい状態を少しでも改善できるようにお手伝いする。シンプルなそのやり取りが、私にとって天職と感じられたのです。クリニックを開業し訪問診療を始めると、その思いはますます強くなり、患者との対話が私自身を成長させる糧になっていきました。病院を持ち、老人ホームも開業し、地域のかかりつけ医となったわが身を振り返ってみると、自分で進む方向を決めた経験は一つもなかったように思います。もちろん経営者なのですから最終的には決断をしているのですが、それはまるで水の流れのようでした。上流の小さな湧水が細い川となりやがて大きな川へ、そこから支流をいくつもつくり流れ続けるように、ごく自然な成り行きだったように感じるのです。

思えば、日本への留学も自ら志願したわけではありませんでした。たまたま声がかかったので来てみたというのが実際のところです。最初のクリニックを立ち上げたのも偶然のように見つかった物件からでしたし、訪問診療を始めたのも、そこに訪問を望む患者と家族がいたからです。私の目の前には「次はこれをしなさい」とでも言うかのように、常に進むべき道が示されてきたように思います。

求められることに応えようと、ただひたすらに歩んできた道ですが、有り難いことにすべての事業で黒字経営を続けています。経営の基本として、「自分で動かせる人間は5人まで」という考えを主軸においています。上司の下に部下をつけ、その部下にも部下をつけるというやり方は、指示系統が一本化されているように思えますが、実はトップの声は下には届きません。ですから、指示系統はできるだけ短くし、その分、横のつながりが取れるような人事構成をしています。

医師というのは、ある意味職人です。伝統工芸の師匠が多くの弟子を取っても、経験のすべてを伝承するのは難しいのと同じ考えです。優秀な医師のもとには5人の若い医師をつけて学ばせるくらいのスタンスで育成していくことで、教えるほうも教わるほうも短期間で大きな学びを得られるのです。ある意味現実主義者だと自分のことを分析していますが、このやり方が無駄を省き、黒字経営に結びついていると感じています。経営者としてというよりも、医療人として適切な道を選択した結果です。

さて、私には2人の子どもがいますが、一人は医療の道を選択し、歩み始めています。彼女を見ていると、私が来日した頃とは、働き方も働く意識も随分と変化してきているようです。医師の長時間労働が問題になり、24時間対応に苦言を呈する人もいます。訪問診療の医師や看護師を募集しても「24時間電話に出て、診療対応することはできません」とはっきり言う就職希望者もいます。時代に合った働き方の改善が求められるのは仕方ないことですし、それが正しいのかもしれません。
「しかし……」と私は思わずにいられません。本気で患者と向き合い、地域に住む人の健康を担う医師になるのであれば、同じ時間内でできる仕事量を増やしてはどうか、少しくらい時間外になったとしても、患者の言葉を聞き逃さない努力をしてみてはどうかと思うのです。夜中に一本電話がかかってきたとしても、症状や患者の様子を聞き取りして、朝まで待ってよいか、救急車を呼んでもらうかの判断さえできれば、すぐにまた眠りにつけるのです。

長年、かかりつけ医をしてきて思うのは、患者やその家族はとても賢いということです。医療人と患者は対等であり、お互いに気持ちを共有することで良い医療がもたらされることを知っています。ですから、信頼している医師や看護師に対して、無理難題を言う人はわずかで、たいていの人たちは医療人や介護人にも生活があることを理解して気遣いをしてくれるのです。

最初から、「訪問診療は大変」「かかりつけ医は負担が大きい」などと決めつけず、まずは最初の一歩を踏み出してほしいと思います。そしてそこで、少しだけ踏ん張ってみてください。それだけで働く喜びが2倍にも3倍にも膨れ上がるのを感じられると思います。本書を読まれた若い医療人、介護人が日本のために力をつけ、少子高齢化時代に立ち向かってくれることを願っています。

最後に、私のもとで医療を受けてくださった患者、介護施設の入居者に感謝を申し上げます。異邦の医師である私がここまで来られたのは、皆様の温かい言葉があったからです。

そして今日まで私を支えてくれた妻、一緒に働いてくれているスタッフにも心より感謝の気持ちを伝えたいと思います。これからも、ともに地域のために尽力していきたいと願っています。

【プロフィール】

飛飛（ヒーヒー）

1964年1月12日生まれ。中国・上海出身。

久留米大学医学部卒業、久留米大学大学院医学研究科博士課程修了。

久留米大学第2内科助手、県立朝倉病院（現 朝倉医師会病院）内科医長、砥部病院副院長、済生会日田病院消化器内科医長を経て、2001年2月に福岡県でクリニックを開業。2016年5月に病院院長及び理事長へ就任。

本書についての
ご意見・ご感想はコチラ

異邦のかかりつけ医
中国人医師が40年掛けて実現した地域医療のカタチ

2024年3月15日　第1刷発行

著　者　　飛飛
発行人　　久保田貴幸

発行元　　株式会社 幻冬舎メディアコンサルティング
〒151-0051　東京都渋谷区千駄ヶ谷4-9-7
電話　03-5411-6440（編集）

発売元　　株式会社 幻冬舎
〒151-0051　東京都渋谷区千駄ヶ谷4-9-7
電話　03-5411-6222（営業）

印刷・製本　中央精版印刷株式会社
装　丁　　川嶋章浩
装　画　　中辻作太朗

検印廃止

Printed in Japan
ISBN 978-4-344-94765-8 C0047
幻冬舎メディアコンサルティングＨＰ
https://www.gentosha-mc.com/